Selbstunterstützung für Psychotherapeuten

Bettina Lohmann

Selbstunterstützung für Psychotherapeuten

hogrefe

Dipl.-Psych. Bettina Lohmann, geb. 1961. 1981–1987 Studium der Psychologie in Münster. 1987–1990 psychologische Tätigkeit im stationären Bereich. Seit 1990 freiberuflich als Psychologische Psychotherapeutin, Supervisorin und Dozentin tätig. Seit 1995 Leiterin der Supervisoren-Weiterbildung des IFT Gesundheit in München. Niedergelassen in einer psychotherapeutischen Praxis in Münster.

Bibliografische Information der Deutschen Nationalbibliothek
Die Deutsche Nationalbibliothek verzeichnet diese Publikation in der Deutschen Nationalbibliografie; detaillierte bibliografische Daten sind im Internet über http://dnb.dnb.de abrufbar.

Hogrefe Verlag GmbH & Co. KG
Merkelstraße 3
37085 Göttingen
Deutschland
Tel. +49 551 999 50 0
Fax +49 551 999 50 111
verlag@hogrefe.de
www.hogrefe.de

Umschlagabbildung: © swissmediavision – iStock.com by Getty Images
Satz: Mediengestaltung Meike Cichos, Göttingen
Druck: Media-Print Informationstechnologie GmbH, Paderborn
Printed in Germany
Auf säurefreiem Papier gedruckt

1. Auflage 2017

(E-Book-ISBN [PDF] 978-3-8409-2565-8; E-Book-ISBN [EPUB] 978-3-8444-2565-9)
ISBN 978-3-8017-2565-5
http://doi.org/10.1026/02565-000

Vorwort

Die Idee des Buches ist es, Therapeuten[1] in spezifischen therapeutischen Situationen zu unterstützen. Es geht also nicht um allgemeine Stressreduktion im Berufsalltag, sondern um den Umgang mit speziellen psychotherapeutischen Anforderungen. Therapeutische Beziehungen sind dadurch gekennzeichnet, dass sie asymmetrisch sind. Das bedeutet für den Therapeuten, dass er sich ganz auf den Patienten konzentriert und versucht, ihn zu unterstützen, mit seinen Schwierigkeiten besser umzugehen. Der Therapeut hält sich mit seinen eigenen Bedürfnissen während der Therapie zurück. Umso wichtiger ist es, dass auch für den Therapeuten gesorgt wird. Dazu gehört es sicherlich, sich soziale Unterstützung zu holen, trotzdem gibt es viele therapeutischen Situationen, in denen Therapeuten auf sich selbst gestellt sind und sich selbst unterstützen müssen. Oft sind das Situationen, die Therapeuten verunsichern oder im Nachhinein beschäftigen. In diesem Buch werden verschiedene typische Situationen dargestellt, die für Therapeuten eine Herausforderung sein können. Solche Situationen werden von verschiedenen Menschen unterschiedlich erlebt, was sowohl von der Person als auch der Berufsroutine abhängt. Auch welche Selbstunterstützungsmaßnahmen angemessen sind, wird von verschiedenen Menschen unterschiedlich bewertet. Deshalb soll jeweils eine Auswahl an Möglichkeiten dargestellt werden, wie mit unterschiedlichen Herausforderungen umgegangen werden kann. Der Fokus des Buches liegt also nicht darauf, wie der optimale Umgang mit dem Patienten in schwierigen therapeutischen Situationen ist, sondern wie Therapeuten sich selbst unterstützen können, wenn es kniffelig wird im Beruf. Um die verschiedenen Situationen zu veranschaulichen, wird jeweils zu Beginn des Kapitels eine exemplarische Situation konkret dargestellt, die dann auf einer abstrakteren Ebene analysiert wird. Im Anschluss folgen hilfreiche Einstellungen und Strategien, die der Selbstunterstützung dienen können. Diese sind jeweils der Problemstellung zugeordnet, zu der sie meines Erachtens am besten passen. Die Strategien sind aber zu einem gewissen Maße austauschbar.

Ich möchte an dieser Stelle den zahlreichen Therapeuten danken, die in der Selbsterfahrung und Supervision den Mut aufgebracht haben, sich mit ihren ver-

---

1 Auch wenn es viel mehr weibliche als männliche Psychotherapeuten gibt, ist in diesem Buch meist nur die männliche Form genannt – es lässt sich so einfach besser lesen.

letzlichen, vermeintlich schwachen und hilfesuchenden Seiten zu zeigen, und die mir einen Einblick in ihre Innenwelt erlaubt haben. Dafür bin ich wirklich sehr dankbar, es sind unschätzbare Erfahrungen, die ich mit euch gemeinsam machen konnte.

Danken möchte ich auch den Buchbegleitern, die mich immer wieder ermutigt und mich mit ihren anregenden Kommentaren sehr unterstützt haben. Zu nennen sind hier insbesondere: Susanne Annies, Silke Beringer, Christoph Kröger, Claas-Hinrich Lammers, Catharina Sauer und Olga Sidin.

Münster, im April 2017 Bettina Lohmann

Inhaltsverzeichnis

1 Spezifische Anforderungen an den Beruf des Psychotherapeuten

Jede berufliche Tätigkeit zeichnet sich durch unterschiedliche Herausforderungen, Reize, Chancen und Risiken aus. So ist es für einen Architekten eine Herausforderung, die individuellen Wünsche seiner Kunden mit den Bauvorschriften in Einklang zu bringen, für einen Musiklehrer, wenig motivierten Kindern das Trompetespielen beizubringen, und für einen Bäcker das frühe Aufstehen. Manche empfinden diese Herausforderungen als besonderen Reiz ihrer Tätigkeit, andere fühlen sich genau dadurch stark belastet. Mitunter ändert sich im Laufe des Berufslebens auch die Bewertung der Herausforderungen und Chancen. So kann es anfangs noch Spaß machen, sich immer neue Übungen auszudenken, um die Musikschüler zu motivieren, nach ein paar Jahren überwiegt aber möglicherweise die Frustration, dass viele Kinder ein Instrument zu spielen beginnen, aber nach kurzer Zeit keine Lust mehr zum Üben haben. Andererseits mag es Architekten geben, die sich durch die vermeintliche Unvereinbarkeit von Kundenwünschen und Bauvorschriften zu Beginn ihrer beruflichen Tätigkeit sehr gestresst fühlen, nach zehn Jahren Berufstätigkeit aber stolz sind, die Lücken in den Vorschriften zu kennen. Auch die psychotherapeutische Tätigkeit bietet einerseits erfreuliche und interessante Seiten, kann andererseits aber auch belastend und sehr anstrengend sein. 70 bis 80 % der tätigen Psychotherapeuten würden ihren Beruf wieder wählen (Reimer, Jurkat, Vetter & Raskin, 2005; Vangermain & Brauchle, 2013), was dafür spricht, dass die positiven Seiten die belastenden überwiegen. In einer Studie zu Burnout bei Psychotherapeutinnen (Willutzki, Ambühl, Cierpka, Meyerberg & Orlinsky, 1997) beschrieben sich von 760 Befragten 73,1 % als zufrieden mit ihrer therapeutischen Arbeit. Auch wenn die Zufriedenheit mit dem Beruf relativ hoch ist, gibt es sehr spezifische Anforderungen in der psychotherapeutischen Tätigkeit, für die jeder Therapeut einen guten Umgang finden muss, wenn er dauerhaft zufrieden sein möchte. Diese spezifischen Anforderungen werden im Folgenden aufgeführt.

Psychotherapeuten haben intensiven Kontakt zu ihren Patienten

Es gibt kaum einen Beruf, in dem der Kontakt zum Gegenüber so intensiv ist wie bei Psychotherapeuten. Allein die Tatsache, dass die Therapiestunden in der Regel fünfzig Minuten dauern, keine anderen Personen anwesend sind und technische Mittel keine Rolle spielen, ist eine besondere Situation. Lehrer kommunizieren mit einer ganzen Klasse, Ärzte haben in der Regel einen kürzeren Kontakt, der teilweise durch medizinische Geräte bestimmt wird, Verkaufsgespräche finden selten in einem geschützten Rahmen statt. In vielen Berufen beschränkt sich die Begegnung auf einmalige oder wenige Treffen. Die begrenzte Anzahl der Patienten, die ein Psychotherapeut behandelt, und die Regelmäßigkeit des therapeutischen Kontaktes stellen Rahmenbedingungen dar, die zur Intensität beitragen können. Vermutlich werden die meisten Psychotherapeuten mit Ausnahme ihrer Familienmitglieder kaum andere Menschen so oft, regelmäßig und konzentriert im Privatleben sehen, wie sie im Beruf ihre Patienten erleben. Diese Intensität ist für viele Psychotherapeuten ein Motiv bei der Berufswahl, sie haben ein Interesse an Menschen und deren Leben. Es kann befriedigend sein, so viel mehr von andern Menschen zu erfahren, als es in anderen Berufen möglich ist. Diese Intensität bedeutet aber auch, dass Therapeuten stärker involviert sind von den Kontakten als Steuerberater oder Bademeister. Psychotherapeuten haben Anteil an sehr belastenden Situationen, am Schicksal ihrer Patienten. Die Intensität kann es aber auch erschweren, eigene Probleme aus dem Kontakt zu halten. Befindet sich die eigene Familie gerade in Schieflage, wünscht man sich vielleicht lieber einen Arbeitsplatz, bei dem man sich hinter einem Bildschirm verstecken kann und nicht den Blicken und möglichen Fragen von Patienten ausgesetzt ist. Der intensive Kontakt zum Patienten ist gerade für viele Berufsanfänger eine Herausforderung. Wie bei jedem Berufseinstieg ist die Unsicherheit zu Beginn der Tätigkeiten hoch. Mit dieser Unsicherheit bis zu 50 Minuten ohne Rückzugsmöglichkeit vor einem Patienten zu sitzen, erleben junge Psychotherapeuten zuweilen als Expositionsübung. Die Intensität des Kontaktes führt manchmal dazu, dass Patienten sich auch außerhalb der Therapie eine Fortsetzung dieses Kontaktes wünschen. Das kann das Bedürfnis nach Freundschaft sein, möglicherweise verliebt sich aber auch ein Patient in seine Therapeutin. Für den therapeutischen Kontakt ist das eine schwierige Situation, denn die Therapeuten müssen eine klare, abstinente Position gegenüber den Patienten vertreten, ohne die therapeutische Beziehung zu gefährden. Es stellt eine hohe Anforderung an Therapeuten dar, sich in so einer Situation ihrer eigenen Empfindungen bewusst zu sein, eine klare Botschaft zu übermitteln, empathisch zu sein, schnell die richtigen Worte zu formulieren und mit den Reaktionen des Gegenübers auf die Abgrenzung umzugehen.

Psychotherapeuten arbeiten mit belasteten Menschen

Es liegt in der Natur der psychotherapeutischen Arbeit, dass Patienten mit ihren Sorgen und Problemen in die Therapie kommen. Diese Probleme drücken sich in negativen Gedanken und belastenden Gefühlen aus. Menschen suchen die Therapie auf, wenn sie sich übermäßig ängstlich, verzweifelt, traurig, hilflos oder verunsichert fühlen. Oft drehen sie sich gedanklich im Kreis und bewerten ihre Person und Situation negativ. Für Psychotherapeuten bedeutet das, dass der Inhalt ihrer Arbeit sich häufig mit den Schattenseiten des Lebens befasst. Auch Bankangestellte erleben Kunden in verzweifelten Situationen wie einer Überschuldung, aber das betrifft nur einen Teil ihrer Kundschaft. In den meisten Berufen mit Kundenkontakt wird eine sogenannte Normalbevölkerung erlebt. Hinzu kommt, dass der Kontakt in der Regel nicht so intensiv ist, dass man mit den Nöten der Mitmenschen konfrontiert ist. Wie auch Mediziner lernen Psychotherapeuten, sich vom Leid des Gegenübers abzugrenzen, doch ist das immer wieder eine Aufgabe, die zu leisten ist. Auch wenn Psychotherapeuten sich selbst als stabil einschätzen, kann es Phasen geben, in denen die Abgrenzung schwerer fällt, oder Themen, die ihnen näher gehen. Eine besondere Herausforderung stellen extreme Emotionen dar. Wütend schreiende, tief verzweifelt schluchzende oder sich vor Angst anklammernde Patienten berühren viele Therapeuten zuweilen mehr, als Ihnen lieb ist.

Psychotherapeuten sind mit dem Schicksal konfrontiert

Es gibt viele Patienten, die sich in einer akuten Krise oder Krankheitsphase befinden und denen in der Psychotherapie relativ schnell geholfen werden kann. Es gibt aber auch die Menschen, die aktuell von einem schweren Schicksalsschlag getroffen wurden oder die eine sehr belastende, vom Schicksal geprägte Lebensgeschichte mit in die Therapie bringen. Beklagt ein Vater den Tod seiner siebenjährigen Tochter oder kommt eine 25-jährige Frau mit einem entstellten Gesicht nach einem Chemieunfall in die Therapie, sind auch die Therapeuten mit der Unabänderlichkeit von Lebensereignissen konfrontiert. Zwar können sie auch in diesen Fällen auf ihre professionellen Kompetenzen zurückgreifen, aber sie sind gezwungen, sich auf jeden Fall mit diesen Schicksalen auseinandersetzen. Der Umgang mit dem Schicksal anderer Menschen stellt die eigene Tätigkeit möglicherweise infrage, weil das eigene Handwerkszeug im Angesicht von unveränderbaren Fakten unzureichend erscheinen mag.

Psychotherapeuten arbeiten in asymmetrischen Beziehung

Therapeutische Beziehungen sind dadurch gekennzeichnet, dass sie asymmetrisch sind. Das bedeutet für den Therapeuten, dass er sich ganz auf den Patienten konzentriert und versucht, ihn zu unterstützen, mit seinen Schwierigkeiten besser umzugehen. Der Therapeut hält sich mit seinen eigenen Bedürfnissen dabei zurück. Das erfordert einen Filterprozess beim Therapeuten, was er sagen oder ausdrücken darf, der zunächst gelernt werden muss. Viele Berufsanfänger sind unsicher, was sie von sich selbst mitteilen dürfen. Ein anderer Aspekt wird mit vielen Berufen im sozialen Bereich geteilt. Im Laufe der Jahre kann der Eindruck entstehen, dass man „immer nur gibt" und zu wenig bekommt, was zu einem Gefühl der chronischen Erschöpfung führen kann. Die Folgen können sein, dass die psychotherapeutisch Tätigen sich weniger intensiv auf die Patienten einlassen können, ihre Arbeit oder die Patienten abwerten oder das Privatleben unter der Erschöpfung leidet. Wie stark diese Gefühle ausgeprägt sind, hängt von den persönlichen Ressourcen, der Gesamtarbeitsbelastung, der Art der Klientel und auch der Phase im Berufsleben ab.

Psychotherapeuten haben intensiven Kontakt zu Menschen mit interaktionellen Problemen

Psychotherapeuten sind nicht nur mit den Schwierigkeiten und Symptomen von Patienten konfrontiert. Ein Teil der Patienten kommt auch deshalb in die Therapie, weil die Betroffenen große Schwierigkeiten im Kontakt mit ihren Mitmenschen haben. So kann es sein, dass sie sich sehr unsicher und devot im Kontakt verhalten, es kann aber auch sein, dass sie dem Therapeuten misstrauisch, aggressiv oder abwertend begegnen. Sicher müssen auch Kellner mit aufgebrachten Gästen umgehen und Zugbegleiter müssen sich Beleidigungen anhören. Die besondere Herausforderung für Therapeuten liegt allerdings darin, dass sie genau dieses schwierige interaktionelle Verhalten mit dem Patienten thematisieren und im besten Fall eine Veränderung unterstützen sollen. Das kann bedeuten, dass ein Therapeut, der von einem Patienten persönlich beleidigt wird, seine eigene Reaktion auf die Beleidigung spürt und überlegen muss, wie er mit dieser Situation therapeutisch am besten umgeht. Im Gegensatz zu Verkäufern oder Hotlinemitarbeitern greifen im therapeutischen Setting einige entlastende Distanzierungsstrategien nicht. So kann sich der Therapeut in der Regel nicht sagen, dass er den Patienten nie wieder sehen wird oder für den Auslöser der Beschwerde nicht verantwortlich ist. Es ist ein hohes Maß an Reflexionsfertigkeit notwendig, um die eigene Reaktion, die Perspektive des Patienten und das weitere therapeutische Vorgehen im Blick zu behalten. Gerade in dem intensiven Kontakt zu Patienten ist es erforderlich, dass eine relativ schnelle Reaktion erfolgt. Therapeuten haben oft nicht die Zeit, alle Aspekte einer

Situation zu analysieren und einer wohlüberlegten Strategie zu folgen. Manchmal sind grenzüberschreitende Äußerungen von Patienten ganz unerwartet, sowohl was den Inhalt als auch den Zeitpunkt betrifft. Die Vorstellung, schnell, professionell und therapeutisch sinnvoll reagieren zu müssen, kann Therapeuten unter Druck setzen.

Psychotherapeuten arbeiten häufig mit Menschen, die ambivalent sind

Es gibt Patienten, die mit sehr klaren Zielen die Therapie aufsuchen und vor allem einen Weg suchen, diese Ziele zu erreichen. Dieser Anteil der Klientel ist aber eher selten vertreten. Die meisten Betroffenen suchen eine Therapie auf, ohne genau zu wissen, was sie erreichen möchten, außer dass es ihnen „besser" oder „so wie früher" gehen soll. Da die Veränderung mit Anstrengung, Verzicht, Mut und Risiko verbunden sein kann, sind viele Patienten ambivalent im Hinblick auf mögliche Veränderungen. Der Therapeut spürt diese Ambivalenz oft in Form unterschiedlicher Botschaften. Einerseits werden vom Patienten Ziele benannt und dem Vorgehen, diese Ziele zu erreichen, zugestimmt, andererseits werden plötzlich neue Themen eingebracht, Übungen nicht durchgeführt oder die gesamte Therapie infrage gestellt. Im Therapeuten spiegelt sich diese Ambivalenz häufig wider: „Ist es der Patientin wirklich zuzumuten, schon wieder acht Stunden arbeiten zu gehen, oder wäre ein langsamer Einstieg besser?" „Vielleicht hat der Patient ja sehr gute Gründe, sich nicht mit seinem Trauma beschäftigen zu wollen. Andererseits leidet er sehr unter Alpträumen und Flashbacks ..." Das können typische Gedanken sein, die Therapeuten haben, wenn sie die Ambivalenz des Patienten spüren. Diese kognitiven Dissonanzen verunsichern möglicherweise den Therapeuten oder lassen ihn ungeduldig werden. Oft können die Therapeuten die Ambivalenz des Patienten einerseits nachvollziehen, andererseits macht es sie hilflos, wenn sie das Leid von Betroffenen sehen, das Gegenüber aber die notwendigen Schritte (noch) nicht gehen kann oder will. Gerade junge Therapeuten glauben, dass Menschen, die von Problemen berichten, diese auch lösen möchten. Sie strengen sich sehr an, bestmögliche Interventionen zu finden, um dem Patienten zu helfen. Sie sind dann aber enttäuscht, wenn die Patienten die vorgeschlagenen Wege nicht gehen oder das berichtete Problem plötzlich nicht mehr so wichtig ist. Es entsteht der Eindruck, sehr viel investiert zu haben, ohne dass ein therapeutischer Erfolg erzielt wird. Mit dieser Bewertung und den begleitenden Gefühlen in der Therapie konstruktiv umzugehen, stellt eine Herausforderung für viele Therapeuten dar.

Psychotherapeuten erhalten im Privatleben besondere Reaktionen auf ihren Beruf

Nennt ein Psychotherapeut auf einer Party seinen Beruf, kann es ihm passieren, dass das andere Gäste verunsichert. Viele Menschen glauben, dass Psychotherapeuten etwas bemerken könnten, was sie gern verbergen möchten. Sie haben den Eindruck, ein Psychotherapeut könne sie durchschauen. Diese Sorge führt manchmal zu einer gewissen Befangenheit im Umgang mit Psychotherapeuten, manchmal werden auch alte Klischees geäußert wie: „Die haben doch alle selbst einen an der Klatsche", oder „Die haben nur Psychologie studiert, weil sie selbst Probleme haben." Es gibt vermutlich nur wenige Berufe, die so viel Verunsicherung und Skepsis auslösen wie der des Psychotherapeuten. Eine andere Form der Reaktion teilen Psychologen mit Ärzten: Sie werden auch im Privatleben um Rat gefragt. In dem Fall beginnen die Sätze mit: „Also, die Tochter meiner Schwester isst seit Wochen fast nichts mehr, man kann zusehen, wie sie immer dünner wird. Kann man da eigentlich was machen?", oder „Wenn ich ganz ehrlich bin, hatte ich auch schon mal eine Depression. Sie kennen das ja, man möchte morgens gar nicht mehr aufstehen, es wird dann alles zu viel. Anderen kann man das ja nicht erzählen, die verstehen das ja nicht. Aber bei ihnen ist das etwas anderes ..." Im Gegensatz zu Sekretärinnen oder Geologen müssen Psychotherapeuten lernen, im Privatleben mit der Mischung aus Vorurteilen, Ängsten, Abwertung und Vertraulichkeiten umzugehen.

Psychotherapeuten geraten auch im Privatleben in die Rolle des Psychotherapeuten

Zum Handwerkszeug des Psychotherapeuten gehört es, anderen Menschen zugewandt zu begegnen und sich selbst zurückzunehmen. Die damit verbundene Haltung nach dem Arbeitstag zu relativieren, gelingt nicht allen Psychotherapeuten gleich gut. Freunde schätzen es, dass Ihnen jemand so aufmerksam zuhört und auf sie eingeht. Deshalb berichten sie über ihre Kümmernisse und verstärken die Psychotherapeuten auch in der Freizeit für ihr offenes Ohr. Bekanntlich wird ein Verhalten, das verstärkt wird, häufiger gezeigt. Auf Dauer kann das zu einer typischen Rolle in der Beziehung, Freundschaft oder WG führen. Gerade junge Therapeuten sind häufig empfänglich für das Lob des sozialen Umfeldes im Hinblick auf ihre neu erworbenen Fertigkeiten. Die Gefahr besteht darin, dass auch private Beziehungen asymmetrisch werden. Vermutlich tut es den meisten Psychotherapeuten auch nicht gut, wenn sie sich im Privatleben auch noch schwerpunktmäßig mit Problemen beschäftigen. Manche Psychotherapeuten glauben, dass sie auch im privaten Leben als Modell fungieren müssen. So verbieten sie sich beispielsweise in einem Streit laut und vorwurfsvoll zu werden, weil sie in ihrem Beruf anderen Menschen vermitteln, wie eine konstruktive Auseinandersetzung aussieht. Halten Sie sich nicht an die Regeln der Kunst, belastet sie möglicherweise ein schlechtes Gewissen, weil sie dann dem Idealbild nicht nachkommen. Auf Dauer kann es sehr anstrengend werden, ein mustergültiges Leben führen zu wollen.

Psychotherapeuten erleben einen Zwiespalt zwischen sozialen und wirtschaftlichen Motiven

Der Wunsch nach einer gut dotierten Arbeit ist in der Regel kein Motiv, um Psychologie zu studieren und eine daran anschließende mindestens dreijährige Ausbildung zum psychologischen Psychotherapeuten zu machen. Der Ausbildungsweg ist lang, anstrengend und finanziell belastend. Der Berufseinstieg in eine voll bezahlte Stelle erfolgt vergleichsweise spät, die Chance auf den Erwerb eines Kassensitzes, der gekauft werden muss, ist schwer einzuschätzen. So ist anzunehmen, dass Menschen, die sich entschließen, Psychotherapeut zu werden, eher von idealistischen Motiven geleitet werden. Sie haben ein Interesse an Menschen und möchten Ihnen helfen, in ihrem Leben wieder besser zurechtzukommen. Diese sozialen Motive können sowohl in der Kliniktätigkeit wie auch in der eigenen Praxis mit wirtschaftlichen Interessen in Konflikt geraten. Psychotherapeuten, die in Institutionen arbeiten, sehen häufig den Bedarf der Patienten und wissen, was psychotherapeutisch geleistet werden müsste, um eine optimale Hilfe leisten zu können. Dieser Anspruch lässt sich in der Regel nicht mit den wirtschaftlichen Anforderungen an eine Klinik vereinbaren. Die herausfordernde Aufgabe für Psychotherapeuten liegt somit in diesem Setting in der kognitiven und emotionalen Vereinbarung von Klinikrealität und psychotherapeutischen Ansprüchen. Das Spannungsfeld von finanziellen Notwendigkeiten einerseits und sozialen Motiven andererseits zeigt sich aber auch in der Arbeit in der psychotherapeutischen Praxis. Ein klassisches Beispiel hierfür ist die Forderung eines Ausfallhonorars. Vielen Therapeuten fällt es schwer, Patienten für ausgefallene Stunden ein Honorar in Rechnung zu stellen. Besonders dann, wenn sie die schlechten wirtschaftlichen Verhältnisse ihrer Patienten kennen. Im Gegensatz zu Psychotherapeuten haben beispielsweise Handwerker eine ganz andere Sozialisation. Sie haben früh gelernt, Anfahrtszeiten oder viertelstündige Tätigkeiten in Rechnung zu stellen, ohne sich darüber Gedanken zu machen, wie die Einkommensverhältnisse ihrer Kunden aussehen.

Psychotherapeuten müssen Familien ernähren, haben eine sitzende Tätigkeit, leiden unter Bürokratie …

… doch das unterscheidet ihre Tätigkeit nicht von vielen anderen Berufen. Deshalb wird darauf in diesem Buch nicht speziell eingegangen.

2 Emotionale Überflutung in der Therapiestunde

Beispiel: „Ich war wie gelähmt."

Frauke W. (43) sitzt in einer Therapiestunde mit einer traumatisierten Patientin. Die Patientin kam ursprünglich wegen einer Panikstörung, es zeigt sich aber rasch, dass sie schwer traumatisiert ist. Aufgewachsen in einem sehr reichen Elternhaus mit einem einflussreichen Vater wird sie jahrelang von dessen Freunden und Geschäftspartner sexuell missbraucht. Es gibt sogar einen besonderen Raum, die sogenannte Bar, in dem die Übergriffe stattfinden. Die Mutter wehrt sich genauso wenig gegen den einflussreichen Vater wie das Personal, das im Haus tätig ist, Geschwister gibt es nicht. Die Patientin starrt auf den Boden und schildert detailliert die verschiedenen Praktiken, die manchmal mehrere Männer an ihr ausgeübt haben. Frauke W. spürt ihr Entsetzen, während die Patientin äußerlich ruhig und mit monotoner Stimme von den Geschehnissen berichtet. Die Therapeutin kann nun sehr gut nachvollziehen, dass die Patientin mit elf Jahren ihren ersten Suizidversuch unternommen hat. Sie sieht das kleine, hilflose Mädchen vor sich, das den meist alkoholisierten Männern vollkommen ausgeliefert ist und keine Chance sieht, den Qualen zu entgehen. Ihr drängt sich die Frage auf, warum dem Kind niemand geholfen hat. Deshalb fragt sie, was die Patientin glaube, wie viel ihre Mutter von den regelmäßigen Vergewaltigungen mitbekommen habe. Die Patientin sagt: „Meine Mutter? Die hat die Männer ja immer zu mir geführt und ihnen meistens noch viel Spaß gewünscht." Als sie diese Worte hört, fühlt sich Frauke W. wie betäubt. Sie hat den Eindruck, dass sie wie gelähmt ist und nicht mehr therapeutisch reagieren kann. Gefangen in den Bildern, die sie sich von den Ereignissen macht, spürt sie keinen Zugriff mehr auf ihre professionellen Kompetenzen. Sie empfindet leichte Panik, da sie gern besonders gut auf die Patientin eingehen möchte, sich aber außerstande sieht, einen klaren Gedanken zu fassen. Außerdem bemerkt sie, dass sie so mit sich selbst beschäftigt ist, dass sie die letzten Sätze der Patientin gar nicht mehr gehört hat, was sie noch mehr verunsichert. Als sie später einer Kollegin von der Situation erzählt, sagt sie: „Ich war wie gelähmt."

Auch wenn Psychotherapeuten es gelernt haben, mit Trauer, Unglück und Tragik professionell umzugehen, gibt es immer wieder Situationen in Therapiesitzungen, in denen sie emotional überflutet werden. Die unerwartete Konfrontation mit Schicksalsschlägen, die Unfassbarkeit von Leid oder der unerwartete Kontakt zu eigenen Verletzlichkeiten bringen sie aus der Fassung. Es kann sein, dass ein Therapeut zu weinen oder zu zittern beginnt oder mit Starre auf die Überflutung reagiert. Das Einnehmen der professionellen Rolle gelingt nicht mehr verlässlich, was zusätzlich verunsichert. Das Auftreten der starken Emotionen wird als unprofessionell bewertet, sodass ein kognitiver Abwertungsprozess einsetzt, der zusätzlich belastet. Die Aufmerksamkeit liegt bei den eigenen Gedanken und Gefühlen, was nicht den Ansprüchen an einen guten Therapeuten entspricht. Es ist nicht einfach, aus dieser Abwärtsspirale innerhalb einer Therapiesitzung wieder herauszukommen.

Hilfreiche Einstellungen

- Um langfristig professionell arbeiten zu können, ist es notwendig, menschlich berührbar zu bleiben. Die Alternative wäre eine vollkommene emotionale Abschottung, die mit einem Verlust von Offenheit einhergehen würde. Das könnte es Patienten erschweren, Vertrauen zu fassen und sich selbst zu öffnen.
- Auch in einer Therapiestunde dürfen sich Psychotherapeuten eine normale Reaktion auf eine außergewöhnliche Situation zugestehen. Entsetzen, Abscheu und tiefe Betroffenheit sind vielleicht manchmal die einzige angemessene Reaktion, wenn Psychotherapeuten in die Abgründe des menschlichen Daseins schauen müssen.

Hilfreiche Strategien

Die eigene Reaktion radikal akzeptieren

Ist ein Therapeut emotional überflutet, ist es sinnvoll, diese Reaktion radikal zu akzeptieren. Es ist wenig hilfreich, die in diesem Zustand sowieso eingeschränkten kognitiven Kapazitäten dazu zu nutzen, sich selbst negativ zu bewerten, indem man sich vorwirft, dass das nicht hätte passieren dürften oder welche Auswirkungen das auf die weitere Therapie haben wird. Günstig sind Bewertungen, die die Situation akzeptieren: „Die Situation ist jetzt wirklich sehr schwierig und es gilt, jetzt wieder handlungsfähig zu werden."

Sich selbst zuerst helfen

Wenn man bemerkt, dass man stark überflutet wird, ist es das erste Gebot, sich um sich selbst zu kümmern. Erst danach ist es wieder möglich, hilfreich auf den Patienten einzugehen. Eine einprägsame Analogie ist die Sicherheitsansage in Flugzeugen: „Im unwahrscheinlichen Fall eines plötzlichen Druckverlustes in der Kabine fallen automatisch Atemmasken aus der Deckenöffnung. Ziehen Sie bitte die Maske schnell zu sich heran und setzen Sie die Maske fest auf Mund und Nase, atmen Sie normal weiter. *Erst dann* helfen Sie Kindern und hilfebedürftigen Menschen." Das Wichtigste bei einer emotionalen Überflutung ist es, wieder einen Zugriff auf die eigenen kognitiven Prozesse zu erlangen. Ist dieser Zugang wieder gegeben, kann die Situation professionell analysiert werden und die Handlungsfähigkeit erhöht sich.

Beenden der Erstarrung durch Bewegung

Falls sich die Überflutung in einer körperlichen Erstarrung ausdrückt, ist es wichtig, wieder in Bewegung zu kommen. Möglichkeiten sind: die Beine andersherum übereinanderschlagen, mit einem Fuß kreisen, die Armhaltung verändern, einen Stift vom Tisch aufnehmen oder ihn ablegen, ein paar Mal am Ohrläppchen reiben. Falls das nicht reicht, um aus der Erstarrung zu kommen, ist es auch eine Möglichkeit, kurz aufzustehen, sich ein neues Blatt Papier zu holen, das Fenster zu öffnen oder sich oder dem Gegenüber ein Glas Wasser zu holen.

Das Offensichtliche kommentieren

Falls ein Therapeut sichtbar zittert oder ihm Tränen die Wangen herunterlaufen, hat es keinen Sinn, das Offensichtliche vor dem Gegenüber verbergen zu wollen. Oft hilft es dem Therapeuten, den eigenen Zustand kurz zu benennen, um sich von ihm distanzieren zu können: „Sie sehen, das, was Sie berichten, nimmt mich auch sehr mit. Ich muss erst mal einen Schluck Wasser trinken, bevor wir weitermachen." Im Anschluss ist es wichtig, wieder aktiv die Führung des Gesprächs zu übernehmen und eine auf den Patienten bezogene Frage zu stellen. Geschieht das nicht, kann der Patient den Eindruck gewinnen, sich um seinen Therapeuten kümmern zu müssen.

Sich über eine Imagination distanzieren

Wenn man das Gefühl hat, von den eigenen Emotionen überflutet zu werden, kann es hilfreich sein, sich durch eine kurze Imagination von den Gefühlen zu distanzieren. Oft entsteht der Eindruck, dass man mitgerissen wird oder in einen emotionalen Strudel gerät, weshalb sich das folgende Bild gut eignet, um wieder eine professionelle Distanz zu bekommen:

Imaginationsübung

Ich sitze am Ufer und schaue auf einen wilden Fluss. Es gibt Äste, Blätter und Treibgut, das wild durcheinanderwirbelt. Ich sitze am sicheren Ufer und schaue auf diese Dinge. Der Fluss ist aufgewühlt, es gibt Strudel. Ich sitze am Ufer und spüre unter mir den festen Boden. Ich bin außerhalb des Flusses. Ich atme ruhig und regelmäßig und beobachte das Geschehen.

Sich mit den Augen in der Gegenwart orientieren

Emotionale Überflutung ist mit Bildern und Gedanken verbunden, die sich in der Regel auf die Vergangenheit oder Zukunft beziehen („Das ist ja so schrecklich wie bei der Patientin, die ich damals in der Klinik hatte", oder „Wie soll sie damit weiterleben? Sie ist doch geschädigt fürs Leben!"). Manchmal bleiben Therapeuten auch in einer Gedankenschleife hängen wie etwa: „Was soll ich jetzt bloß machen, was soll ich jetzt bloß machen ...?" Um sich schnell wieder in der Gegenwart zu orientieren, kann die 5-4-3-2-1-Übung nach Dolan (1991) verkürzt angewandt werden. Diese Übung ist so einfach, dass sie auch in schwierigen Situationen erinnert wird, was für Notfallsituationen wichtig ist. Die Selbstanleitung lautet:

5-4-3-2-1-Übung

Lass den Blick irgendwo im Raum ruhen. Nun beginne, das zu beschreiben, was du gerade siehst. Beende fünf Sätze mit: „Ich sehe ..." Falls du noch nicht wieder orientiert bist, bilde vier Sätze mit „Ich sehe ...", dann drei und so weiter. Bitte nur beschreiben, nicht bewerten. Die Begriffe dürfen sich auch wiederholen. Also:

- Ich sehe ein Fenster. Ich sehe eine Uhr. Ich sehe ein Bild. Ich sehe eine Vase. Ich sehe einen Teppich.
- Ich sehe eine Uhr. Ich sehe einen Kugelschreiber. Ich sehe einen Ordner. Ich sehe einen Kalender.
- Ich sehe einen Tisch. Ich sehe ein Blatt Papier. Ich sehe eine Tasche.
- Ich sehe ein Bild. Ich sehe eine Pflanze.
- Ich sehe einen Schuh.

Im Original wird die Übung noch mit „Ich höre ..." und „Ich spüre ..." fortgesetzt. Dazu hat man meistens in der Therapiestunde zu wenig Zeit. Oft reicht auch die Fokussierung auf optische Reize aus, um sich wieder in der Gegenwart zu orientieren.

Zum Schluss

Niemand kann einem anderen die Tränen trocknen,
ohne sich selbst die Hände nass zu machen.
(Afrika)

3 Emotionale Überflutung nach der Therapiestunde

Beispiel: „Nach der Stunde habe ich gezittert und nur noch an meine eigenen Kinder gedacht."

Christine P. (39) sitzt einer Patientin gegenüber, die sie seit einem halben Jahr behandelt. Der ursprünglich depressiven Patientinnen geht es inzwischen besser, sie arbeitet gut mit und heute sind Rollenspiele zum Durchsetzen eigener Interessen geplant. Allerdings bemerkt die Therapeutin schnell, dass ihre Patientin sehr aufgewühlt erscheint. Als sie nachfragt, erzählt die Patientin aufgeregt, dass es gestern in ihrem Nebenhaus gebrannt habe und dabei zwei kleine Kinder gestorben seien. Sie habe die Schreie der Kinder gehört, habe die ganze Nacht nicht schlafen können und stehe noch unter Schock. Christine P. spricht mit der Patientin über das Erlebte und unterstützt sie bei der Verarbeitung der Situation. Dies gelingt ihr empathisch und professionell, die Patientin fühlt sich gut aufgefangen und geht etwas erleichtert aus der Stunde. Christine P. allerdings reagiert nun sehr stark auf das Gehörte. Sie beginnt zu zittern, stellt sich die Bilder des Geschehens vor und sorgt sich um ihre eigenen beiden kleinen Kinder. „Alles kann so schnell gehen, das ganze Glück vorbei, das Leben einmal auf den Kopf gestellt", sind Gedanken, die ihr durch den Kopf schießen. Dann wird ihr plötzlich bewusst, dass im Wartezimmer die nächste Patientin sitzt und auf ihr Therapiegespräch wartet. Wie soll sie es schaffen, jetzt ein hilfreiches Gespräch mit der nächsten Patientin zu führen? Als sie in ihrer Intervisionsgruppe über die Situation berichtet, beginnt sie zu weinen und meint: „Nach der Stunde habe ich gezittert und nur noch an meine eigenen Kinder gedacht."

Oft treffen Patienten und deren Themen überraschend einen verletzlichen Punkt des Therapeuten. Gerade die Unvorhersehbarkeit von Themen, die Patienten aktuell bewegen, kann den Umgang damit erschweren, weil sie den Therapeuten unvorbereitet treffen können. Neben Tagesform und aktueller Lebenssituation gibt es bei Therapeuten Inhalte, die besonders nahegehen, Ängste auslösen oder hilflos machen. Vermutlich sind es Themen, die einen biografischen Bezug haben, auf die besonders sensibel reagiert wird. Manche Bezüge sind den Therapeuten klar, mit anderen haben sie sich vielleicht noch wenig beschäftigt. Während der Therapiestunde verhalten sich Therapeuten dann meistens noch professionell in ihrer erlernten Rolle, sind sie dann allein, reagieren sie persönlich auf das Erlebte. In der Regel haben sie nur wenig Zeit, sich damit zu beschäftigen, weil der nächste Patient wartet. Der Arbeitsablauf bietet kaum Spielraum für Rückzug. Die Erwartung des Therapeuten an sich selbst ist, dass er sich schnell wieder auf den nächsten therapeutischen Kontakt einlassen kann, also rasch wieder die professionelle Rolle einnehmen kann. Dieser Druck kann manchmal hilfreich sein, um sich zu orientieren, manchmal überfordert er aber auch.

Hilfreiche Einstellungen

- Therapeuten sind keine Übermenschen, die mit allem und jedem gelassen umgehen können. Wären sie es, würden sie vielleicht irgendwann das Verständnis für ihre Patienten, die emotional reagieren, verlieren.
- Es ist vollkommen normal, dass auch Therapeuten durch Berichte von dramatischen Ereignissen emotional angesteckt werden. Oft gelingt es, in der Therapiestunde handlungsfähig zu bleiben, später gibt es Raum für die Verarbeitung.
- Auch wenn der nächste Patient etwas weniger Aufmerksamkeit als in anderen Stunden bekommt, wird er noch viel bekommen.

Hilfreiche Strategien

Zeitlichen Freiraum schaffen

Der Druck, in zehn Minuten wieder handlungsfähig sein zu müssen, kann den aufgewühlten Zustand erhöhen. Deshalb kann es sinnvoll sein, den nächsten Patienten zu bitten, fünf oder zehn Minuten länger zu warten. Die meisten werden dafür Verständnis haben. Ob und wie ein Therapeut diese Bitte begründet, hängt vom Verhältnis zum Patienten ab. Im Zweifelsfall kann auch eine Notlüge helfen.

Eigene Verletzlichkeiten kennen

Möchte man vorbereitet auf Auslöser starker emotionaler Reaktionen in und nach der Therapie sein, ist es gut zu wissen, was besonders bewegt. Tabelle 1 listet die Widrigkeiten, die Menschen geschehen können, auf. Falls Sie mögen, machen Sie sich bewusst, ob Sie etwas von den Ereignissen erlebt haben oder nicht. Vergeben Sie dann Punkte von 1 bis 5, wie empfindlich Sie auf ein Ereignis reagieren, wenn Sie damit in der Therapie konfrontiert sind. 1 steht für eine geringe Ausprägung, 5 für eine starke.

Tabelle 1: Was sind meine wunden Punkte?

Themen	Habe ich erlebt	Habe ich nicht erlebt	Meine Empfindlichkeit
Schwere Unfälle			
Behinderungen			
Gewalt an Kindern			
Gewalt an Tieren			
Gewalt an Frauen			
Gewalt an Männern			
Sexueller Missbrauch			
Selbsttötung von Nahestehenden			
Krebserkrankungen			
Operationen			
Lebensbedrohliche Erkrankungen			
Kontaktabbruch von Familienmitgliedern			
Tod von Angehörigen			
Psychotische Erkrankungen			
Betrug von Partnern			
Schwierige Scheidung			
Unerfüllter Kinderwunsch			
Adoption			
Abhängigkeitserkrankungen			
Naturkatastrophen			
Pflege von Angehörigen			
Erbstreitigkeiten			
Arbeitslosigkeit			
Überschuldung			
Straftaten			
Sorgenkinder			
Krieg			
Folter			

Tabelle 1: Fortsetzung

Themen	Habe ich erlebt	Habe ich nicht erlebt	Meine Empfindlichkeit
Stalking			
Inhaftierung			
Wohnungsverlust			
...			
...			

Sie werden merken, dass das Erleben eines Unglücks nicht gleichbedeutend ist mit dem Grad der Betroffenheit, die im Weiteren ausgelöst wird. Manche Schicksalsschläge werden gut verarbeitet, aus manchen erwächst sogar eine besondere Kraft, die auch für die therapeutische Arbeit hilfreich sein kann. Es ist wie bei Wunden, manche sind so gut vernarbt, dass sie fast vergessen sind, andere sieht man, kann aber gut damit leben. Und dann gibt es noch die, die schlecht verheilen, die immer wieder weh tun oder bluten.

Eigene Verletzlichkeiten in der Situation markieren

Falls man in oder nach einer Therapie besonders betroffen ist und das in einen Zusammenhang zu eigenen Verwundbarkeiten setzen kann, ist es sinnvoll, sich diesen Zusammenhang zunächst selbst bewusst zu machen. Das kann in einer selbstvalidierenden Verbalisation geschehen: *„Ich bin jetzt ziemlich durcheinander. Das liegt an dem Thema Tod von Kindern. Ich kenne meine Geschichte dazu. Daran werde ich gerade erinnert.“*

Mit dem Markieren der Situation kann der Therapeut seine Reaktion einordnen und von der aktuellen Situation des Patienten unterscheiden. Manchmal hilft schon allein das, um sich zu beruhigen und sich auf die nächsten Aufgaben zu konzentrieren.

Sich selbst beruhigen

Körperlich erregt und emotional aufgewühlt ist es sehr schwierig, einen klaren Gedanken zu fassen und herauszufinden, was nun Hilfreiches zu tun ist. Deshalb ist es wichtig, auf eine gut trainierte Selbstberuhigungsstrategie zurückgreifen zu können. Viele Therapeuten haben Autogenes Training oder Progressive Muskelentspannung gelernt. Das heißt jedoch nicht, dass sie diese Techniken bei Stress anwenden – auch wenn sie es Patienten empfehlen ... Es ist hilfreich, eine Kurzform dieser Techniken zu kennen, um sich selbst beruhigen zu können. Das können ein oder zwei Formeln des Autogenen Trainings sein, das können auch eine kurze Anspannung aller Muskeln und das bewusste Loslassen sein. Anderen hilft am besten eine kurze Atembetrachtung wie die folgende:

Übung: Atembetrachtung

Setze dich aufrecht hin. Falls es dir möglich ist, schließe die Augen. Betrachte nun deine Atmung, versuche, sie nicht zu beeinflussen oder zu bewerten, schaue dir einfach beim Atmen zu. Bleibe mit deiner Aufmerksamkeit in der Gegenwart. Vielleicht hilft es dir, wenn du bei jedem Einatmen „ein" denkst und bei jedem Ausatmen „aus". Kehre geduldig immer wieder zur Betrachtung deiner Atmung zurück. Betrachte deine Atmung so lange, wie es dir gut tut.

Eine andere Form der Selbstberuhigung ist die Wechselatmung aus dem Yoga:

Übung: Wechselatmung

Nimm eine aufrechte Sitzposition ein. Falls es dir möglich ist, schließe die Augen. Lege den rechten Daumen an das rechte Nasenloch und drücke das rechte Nasenloch sanft zu, atme nun durch das linke Nasenloch ein. Verschließe dann das linke Nasenloch nach der Einatmung mit dem rechten Ringfinger. Atme nun durch das rechte Nasenloch aus und auch rechts wieder ein. Verschließe nun rechts und atme links aus und dort auch wieder ein. Du atmest also immer mit der Seite ein, auf der du zuvor ausgeatmet hast.

Wie auch bei anderen Atemtechniken ist es wichtig, sie außerhalb von Stresssituationen zu üben. Ungeübte haben beispielsweise bei der Wechselatmung manchmal den Eindruck, dass sie zu wenig Luft bekommen. Mit weiterem Training verliert sich diese Empfindung in der Regel.

Die Gedanken durch Hirnflickflacks stoppen

Um in einer innerlich turbulenten Situation wieder handlungsfähig zu werden, kann es hilfreich sein, sich auf eine Aufgabe zu konzentrieren, die eine hohe Aufmerksamkeit erfordert. Somit werden nahezu automatisch die Gedanken gestoppt, die gerade wild durcheinanderlaufen. Nach einem solchen Stopp fällt es meistens leichter, wieder klare Gedanken zu fassen. Hier sind zwei herausfordernde Übungen aufgeführt:

Übung: Fingerspiel

Beginne mit der linken Hand. Der Daumen tippt der Reihe nach alle Finger an, wandert also vom Zeigefinger bis zum kleinen Finger, dann wieder zurück – Ringfinger, Mittelfinger, Zeigefinger. Mache diese Bewegung jetzt ein paar Mal und werde immer schneller. Nun steigt die rechte Hand ein und bewegt sich parallel. Die Aufmerksamkeit wird richtig beansprucht, wenn du nun die Finger gegenläufig bewegst: Links startet mit dem Zeigefinger, rechts mit dem kleinen Finger.

Übung: Der Elefant

Fasse dir mit dem rechten Zeigefinger an die Nasespitze und lege Daumen und Zeigefinder der linken Hand an das rechte Ohrläppchen. Nun tausche die Hände. Wechsel mehrfach hin und her ohne die Konzentration zu verlieren. Sei geduldig mit dir und halte die Konzentration aufrecht.

Sich durch eine Imagination distanzieren

Eine kurze Imagination kann helfen, sich vom aktuellen Geschehen zu distanzieren:

Imaginationsübung: Warme Dusche

Du stehst unter einer warmen Dusche und spürst, wie das angenehm warme Wasser an dir herunterläuft. Alles, was noch anhaftet, wird abgespült, braucht dich jetzt nicht mehr zu beschäftigen, alles fließt weg, alles fließt weg ... Irgendwann genießt du nur noch die Wärme und die wohltuende Entspannung. Komme nun zurück und genieße die kleine Pause noch etwas.

Soziale Unterstützung organisieren

Viele Psychotherapeuten arbeiten allein in ihrer Praxis oder sehen ihre Kollegen nur unregelmäßig. Gerade in schwierigen Situationen ist aber das Bedürfnis oft groß, sich über das Erlebte auszutauschen. Manchmal hilft es schon, sich an eine andere Person zu richten, auch wenn sie im Moment nicht anwesend ist oder nicht direkt reagieren kann. Dazu können die modernen Kommunikationsmittel sehr gut genutzt werden. Am besten spricht man sich mit einem oder mehreren vertrauten Kollegen ab, wie man sich gegenseitig in schwierigen Situationen unterstützen kann. Das kann eine SMS mit dem Inhalt „Krisenfall, melde dich schnell!" sein, kann aber auch eine Mail sein, in der der Betroffene unter Wahrung des Datenschutzes kurz aufschreibt, wie es ihm geht: „Hatte gerade eine furchtbare Sitzung, ging um den Tod von Kindern. Bei mir ist alles wieder hochgekommen, kannst du dir ja vorstellen. Brauchst dich jetzt nicht zu melden, musste das nur gerade mitteilen, um weiterarbeiten zu können. Bis bald!"

Sich durch gezielte Wahrnehmung fokussieren

Ist die Anspannung bei der emotionalen Überflutung sehr hoch, kann es hilfreich sein, sich auf einen Sinn zu fokussieren. Das gelingt mit der 5-Sinne-Achtsamkeit nach Lammers und Stiglmayr (2006). So könnte eine Anleitung aussehen, die ein Therapeut sich für die Übung gibt:

Übung: 5-Sinne-Achtsamkeit

Setze dich aufrecht hin und schließe die Augen. Da du ein Mensch bist, dem das Hören sehr wichtig ist, konzentrierst du dich jetzt auf alles, was du hörst ... Nimm nur wahr, bewerte nichts ... Bleibe mit deiner Aufmerksamkeit beim Hören ... Kommen Gedanken, sage dir nur: „Aha! Gedanken." Bleibe beim Hören ... Bleibe aufmerksam ...

Entscheidung treffen, ob professionelle Unterstützung sinnvoll ist

Viele Therapeuten kennen ihre Verletzlichkeiten und wissen damit umzugehen. Dazu gehört es auch, sich zuzugestehen, dass man von ihnen auch in oder nach einer Therapiestunde eingeholt werden kann. Das ist menschlich und einer guten therapeutischen Arbeit nicht abträglich. Merkt ein Therapeut aber, dass er immer wieder mit bestimmten Themen so zu kämpfen hat, dass es ihn viel Energie kostet, sich wieder in einen arbeitsfähigen Zustand zu bringen, oder es zu Vermeidungsverhalten in den Therapien führt, sollte er sich überlegen, ob es sinnvoll ist, sich professionelle Unterstützung zu suchen. Es bietet sich dann eine Einzelselbsterfahrung zu diesem speziellen Thema bei einem Kollegen an.

Zum Schluss

Das Unglück hält sich nicht an Besuchstage.
(Südafrika)

4 Mangelnde Distanz in der Freizeit

Beispiel: „Ich kann gar nicht mehr abschalten!“

Julia T. (26) kommt abends aus der Klinik, schiebt eine Pizza in den Backofen und telefoniert dann mit ihrer Schwester. Sie erzählt ihr vom Tag in der Klinik und dass sie heute im Gespräch mit einer Patientin sehr viel weitergekommen sei, die Selbstsicherheitsgruppe aber nicht gut gelaufen sei und dass sie sich nun sehr müde fühle. Die Schwester beschließt das Gespräch mit den Worten: „Dann mach dir mal einen ruhigen Abend und erhole dich gut!“ Nach dem Abendessen setzt sich Julia T. auf ihre Couch und beginnt ein Buch zu lesen. Nach ein paar Minuten stellt sie fest, dass sie vom Text nichts aufnimmt und stellt den Fernseher an, doch auch hier merkt sie nach kurzer Zeit, dass sie sich nicht konzentrieren kann, sie schaltet zwischen den Programmen hin und her und entschließt sich, ein Bad zu nehmen. Während sie in der Badewanne liegt, bemerkt sie, dass sie sich einerseits sehr müde fühlt, andererseits aber immer noch sehr aufgekratzt ist. Es gehen ihr Gesprächsfetzen aus den Therapiestunden durch den Kopf, sie fragt sich, was sie morgen in der Angstbewältigungsgruppe machen soll, den Entlassungsbericht für Frau G. muss sie morgen auch dringend fertig machen, für die Stunde mit Frau K. muss sie noch an die Einführung der Diary cards denken, Herr W. muss dem Oberarzt vorgestellt werden ... Irgendwann denkt Julia T.: „Ich kann gar nicht mehr abschalten!“

Gerade zu Beginn der psychotherapeutischen Tätigkeit fällt es vielen Therapeuten schwer, den Klinikalltag und die Patienten gedanklich nicht mit in die Freizeit zu nehmen. Das ist auch nicht verwunderlich, wenn sie plötzlich einen tieferen Einblick in viele, teils sehr schwierige Lebensgeschichten bekommen, mit den eigenen Reaktionen darauf umgehen, sich in einer großen Institution mit all ihren geschriebenen und ungeschriebenen Gesetzten zurechtfinden und sich in ihre neue Rolle einfinden müssen. Viele Eindrücke stürmen auf junge Kollegen ein, die eigenen Unsicherheiten werden spürbar, und im oft hektischen Klinikalltag gibt es wenig Zeit für die Verarbeitung des Erlebten. In der Freizeit drängen sich dann die Erlebnisse des Tages wieder auf, vermutlich auch, weil sie noch unsortiert sind. Ungeordnete Eindrücke tauchen auf, führen zu weiteren Assoziationen, das Gehirn ist stark aktiviert. Gleichzeitig fordert der neue Arbeitsrhythmus seinen Tribut. Frühes Aufstehen, wenig Pausen und die Anpassung an eine äußere Struktur erschöpfen körperlich. Die Beschäftigung mit den Tagesereignissen lässt die Freizeit weniger erholsam erscheinen, sodass keine angemessene Balance von Arbeit und Erholung gefunden wird. Langjährig tätigen Psychotherapeuten gelingt die innere Distanz zu den Patienten in der Regel wesentlich besser. Sie sind routinierter im Umgang mit bedrückenden Lebensgeschichten, können sich besser auf ihre therapeutischen Fertigkeiten verlassen und ordnen viele Phänomene, die ihnen in der Therapie begegnen, schneller ein. Doch kann es auch hier Phasen geben, in denen die Abgrenzung vom Beruf nicht so leichtfällt. Zum einen dann, wenn insgesamt die berufliche Beanspruchung zu groß ist, also zu wenig Zeit zur Erholung gegeben ist, zum anderen, wenn einzelne Patienten sie sehr bewegen. Letzteres kann verschiedene Gründe haben: suizidale Patienten, außergewöhnlich harte Schicksale, bedrohliche Patienten oder Selbstzweifel im Hinblick auf eine schwierige therapeutische Situation.

Hilfreiche Einstellungen

- Der Beruf des Psychotherapeuten ist komplex. Und manchmal ist man von all dieser Komplexität sehr stark gefordert. Der Kopf signalisiert dann „Overload“ und braucht Zeit, alles in Ruhe verarbeiten zu können.
- Menschen, ihre Biografien und ihre Erkrankungen sind sehr unterschiedlich. Es ist manchmal anstrengend, dies alles zu verarbeiten, andererseits wird es in dem Beruf nicht so schnell langweilig.
- Falls erfahrene Therapeuten sich in ihrer Freizeit von einem bestimmten Patienten oder einer speziellen Situation in der Therapie nicht lösen können, ist das oft ein Anzeichen davon, dass es sich um eine wirklich schwierige Situation handelt, eine eigene Verletzlichkeit angesprochen wurde oder die Beziehung zum Patienten gestört ist.

Hilfreiche Strategien

Den Arbeitstag bewusst beenden

Der Arbeitstag ist oft durch einen gewissen Zeitdruck gekennzeichnet. Im Klinikalltag gilt es, Besprechungen, Patienten und Bürokratie unter einen Hut zu bringen. In der ambulanten Praxis bleibt zwischen den einzelnen Sitzungen meist wenig Zeit, um Telefonate und Dokumentationen zu erledigen. Die Spannung, derer es bedarf, den Aufgaben zeitlich gerecht zu werden, wird möglicherweise auch mit in den Feierabend genommen. Mitten in einem Bericht erfolgt der erschreckte Blick auf die Uhr, schnell wird alles weggeräumt und der Arbeitsplatz hektisch verlassen. Somit ist der Arbeitstag innerlich noch nicht abgeschlossen, auch wenn er äußerlich verlassen ist. Der Übergang in die Freizeit fällt leichter, wenn der Arbeitstag bewusst und in Ruhe beendet wird. Das könnte so aussehen:

- 15 Minuten vor Arbeitsende ein akustisches Signal (Handy) erklingen lassen.
- Entscheiden, welche Tätigkeit in den nächsten zehn Minuten noch sinnvoll abgeschlossen werden kann (Bericht bis zu einem bestimmten Punkt schreiben, zwei Mails abschicken, Telefonat mit Oberarzt führen, um ihn über etwas zu informieren, oder Ähnliches).
- Die Tätigkeit, für die man sich entschieden hat, durchführen.
- Daten sichern, Computer abstellen, persönliche Gegenstände bewusst in die Tasche packen, Schreibtisch abschließen, Raum abschließen, kurz im Stationszimmer abmelden und die Klinik verlassen.

Zwischenräume wahrnehmen

Der Übergang von der therapeutischen Arbeit in den privaten Alltag gelingt zuweilen besser, wenn er bewusst gestaltet wird. So können viele Menschen ihren Arbeitsweg nutzen, um im Wortsinne „runterzufahren". Zeiten in öffentlichen Verkehrsmitteln können beispielsweise einen Blick in die Tageszeitung erlauben, was auch wieder verdeutlicht, dass es neben den Patienten noch viel anderes auf der Welt gibt. Beim Radfahren können gegebenenfalls eher ruhige Strecken gewählt werden, es geht dann nicht darum, möglichst schnell, sondern möglichst bewusst nach Hause zu fahren. Hörbücher oder eine bestimmte Musik können die Autofahrt zum Puffer zwischen Arbeit und Privatleben werden lassen. Vielen Therapeuten, die von einem beanspruchenden Berufsalltag in ein lebendiges Familienleben kommen, tun ein paar ruhige Minuten gut. Dazu reicht es vielleicht schon, zehn Minuten einen Cappuccino im Eiscafé zu trinken.

Sich Problemen kontrolliert zuwenden

Das Belastende an den Gedanken zum Arbeitsalltag innerhalb der Freizeit ist, dass sie immer wieder auftauchen, dann wieder etwas anderes im Fokus steht, spätestens wenn Ruhe einkehrt, sie wieder durch den Kopf ziehen. Der Betreffende beschäftigt sich also nicht konzentriert damit, wird aber immer wieder mit bestimmten, oft unangenehmen Gedanken konfrontiert. Es findet in der Regel kein gezieltes, problemlösendes Denken statt, die Schwierigkeit bleibt inhaltlich bestehen und belastet zusätzlich dadurch, dass sie immer wieder unkontrolliert auftaucht. Es ist deshalb sinnvoll, diesen Gedanken einen Platz zu geben, sich ihnen kontrolliert zuzuwenden. Ähnlich wie bei der Intervention „Grübelstuhl" werden ein bestimmter Ort und ein genauer Zeitpunkt geplant, an dem sich der Betreffende mit den Gedanken gezielt beschäftigt. Falls ein Therapeut also in der Freizeit noch über die mögliche Suchtgefahr eines jugendlichen Patienten nachdenkt, so vereinbart er mit sich, dass er um 19.40 Uhr für 20 Minuten an seinen Arbeitsplatz zu Hause geht und dort bis 20.00 Uhr die Unsicherheit über die Suchtgefahr in Form von konkreten Fragen fixiert und überlegt, wie er am besten darauf Antworten finden kann. Um 20.00 Uhr tut er bewusst etwas anderes, z. B. die Tagesschau ansehen, essen, mit den Kindern Zähne putzen oder sich mit der Partnerin über etwas unterhalten, das nichts mit dem Beruf zu tun hat. Das Ziel ist, einen disziplinierten Umgang mit berufsassoziierten Kognitionen zu lernen. Dadurch, dass es einen festen Zeitpunkt für die belastenden Gedanken gibt, können die einschießenden Kognitionen immer wieder auf diesen Zeitpunkt verwiesen werden. Das kann auch durch das Bild einer Pressekonferenz unterstützt werden.

Imaginationsübung: Pressekonferenz

Ich stelle mir vor, dass heute Abend um 19.40 Uhr eine Pressekonferenz ist, in der ich mich mit allen Fragen beschäftige, die zu einem bestimmten Inhalt auftauchen können. Ich stelle mir vor, dass diese Fragen von bedrängenden Journalisten gestellt werden. Meine Standardantwort, die ich immer wieder sage, ist: „Kein Kommentar! Heute Abend um 19.40 Uhr ist Pressekonferenz!". Beim nächsten einschießenden Gedanken wieder: „Kein Kommentar! Heute Abend um 19.40 Uhr ist Pressekonferenz!"

Sich durch achtsames Schreiben distanzieren

Es sind meistens die spontanen Bewertungen, die es schwer machen, die Erlebnisse des Tages hinter sich zu lassen. Sätze wie „Das war ein total nerviger Patient mit seinen absolut überzogenen Ansprüchen!", „Wie konnte ich bloß so blöd sein und nicht sofort merken, was los ist!", oder „Der dämliche Oberarzt hat wieder eine vollkommen bescheuerte Entscheidung getroffen!" sind Nährboden für Ärger oder Hilflosigkeit, also Gefühle, die nicht unbedingt zur Distanzierung vom Arbeitstag beitragen. Eine Möglichkeit, Distanz zu den Ereignissen des Tages zu bekommen, ist es, achtsam Tagebuch zu schreiben. Das Besondere daran ist, dass alle Bewertungen weggelassen werden. Die Selbstinstruktion sieht folgendermaßen aus:

Selbstinstruktion: Achtsam Tagebuch schreiben

Setze dich an einen angenehmen und ruhigen Ort und richte deine volle Aufmerksamkeit zunächst auf deinen Atem. Beobachte für zehn Atemzüge, wie der Atem in seinem Rhythmus ein- und ausströmt. Lasse dann den Tag einmal Revue passieren. Lasse die Bilder des Tages auftauchen, aber bewerte und kategorisiere sie nicht. Anschließend liste in deinem Tagebuch auf, welche Ereignisse heute gewesen sind. So könnten deine Aufzeichnungen lauten: „Heute um 8.00 Uhr habe ich meinen Arbeitstag begonnen. Ich war in der Morgenkonferenz. Es waren vier Männer und neun Frauen im Raum. Ich habe etwas zu meinen Patienten gesagt. Der Oberarzt hat auch etwas zu ihnen gesagt. Danach war ich in der Gruppentherapie. Frau H. war Fokuspatientin. Sie hat von ihrer Situation am Arbeitsplatz berichtet. Nach der Gruppentherapie hatte ich Frau D. in der Einzeltherapie. Sie hat gesagt, dass sie abreisen möchte. Das Gespräch dauerte 40 Minuten. Danach kam Herr T. Er hat heute fünf bis sechs Sätzegeäußert. Ich habe ihm einen Fragebogen gegeben. Nachdem ich an einem Bericht geschrieben habe, bin ich mit Ulrike und Tom in die Kantine gegangen. Ich habe einen Salat mit Schafskäse gegessen, danach einen Früchtequark ..."

So, nun hast du alles aufgeschrieben. Leg deine Notizen jetzt ganz bewusst weg und lasse die Ereignisse des Tages ruhen, achte noch einmal bewusst auf deine Atmung und wende dich jetzt deiner Freizeit zu.

Sich durch eine Imagination Distanz verschaffen

Eine andere Form, sich gezielt von den Ereignissen des Tages zu distanzieren, ist eine Imagination, in der verschiedene Gedanken bewusst wahrgenommen und dann losgelassen werden:

Imaginationsübung: Gedanken-als-Papierboote-auf-dem-Fluss

Schließe die Augen und stelle dir einen langsam fließenden Fluss vor. Lasse den träge fließenden Fluss vor deinem geistigen Auge entstehen und betrachte ihn. Nun kannst du erkennen, dass auf dem Fluss kleine, gefaltete Papierboote schwimmen. Jedes Papierboot stellt einen Gedanken von dir dar. Bitte versuche nun, deine aufkommenden Gedanken zu benennen, die du auf den Papierbooten siehst. Du sagst also beispielsweise: „Da ist der Gedanke, dass Frau S. heute sehr zurückhaltend war", oder „Da ist der Gedanke, dass die Behandlung von Herrn B. wenig gebracht hat." Setze jeden dieser Gedanken nun bewusst auf ein Papierboot. Vielleicht bleiben manche Boote auch leer. Lasse die Papierboote mit deinen Gedanken im langsam fließenden Fluss davonziehen. Halte an nichts fest, sondern bleibe achtsam in der Wahrnehmung und Benennung deiner Gedanken. Wenn du den Eindruck gewinnst, dass keine neuen Gedanken mehr kommen, schaue den Papierbooten zu und verabschiede dich für heute von ihnen.

Durch eine Yogaübung zur Ruhe kommen

Eine weitere Möglichkeit, zur Ruhe zu kommen und sich von belastenden Gedanken zu befreien, ist eine Yogaübung durchzuführen.

Übung: Bewusste Abendatmung

Lege dich auf den Rücken, vielleicht ist ein kleines Kissen unter dem Kopf gut. Wenn es dir besser bekommt, stelle die Beine vor dem Gesäß auf. Die Arme liegen neben dem Körper. Atme ein paar Mal ein und aus. Erinnere dich an den Tag und schaue, wo er Spuren in deinem Körper hinterlassen hat. Wo spürst du Anspannung? Wo Müdigkeit? Wo Wohlbefinden? Wo Wärme? Mit der nächsten passenden Einatmung führe die Arme nach hinten und leg sie auf dem Boden ab, wenn das möglich ist. Spür die Dehnung, die dabei im ganzen Körper entsteht. Mit der nächsten Ausatmung führst du die Arme wieder neben den Körper. Stell dir vor, wie du mit jeder Ausatmung alles Belastende ausatmest und mit jeder Einatmung frische Energie aufnimmst. Mach so viele Wiederholungen, wie dir guttun.

Zum Schluss

Wer nicht richtig faulenzen kann,
kann auch nicht richtig arbeiten.
(Sizilien)

5 Soziale Ermüdung

Beispiel: „Abends will ich nicht mal mehr telefonieren ...“

Rebekka N. (32) betritt nach einem Tag in der Klinik ihre Wohnung, in der ihr Freund mit dem Abendessen auf sie wartet. Sie ist hungrig, freut sich, dass er gekocht hat und als sie sich setzt, spürt sie ihre Müdigkeit im ganzen Körper. Ihr Freund erzählt von seinen Erlebnissen in der Schule, in der er als Lehrer arbeitet. Es sind Alltagsbegebenheiten, die er berichtet, doch Rebekka N. merkt schnell, dass sie ihm nicht mehr richtig zuhören kann. Es interessiert sie nicht, was die Kollegen gesagt oder die Schüler getan haben. Nun sagt er gerade, dass sie am Wochenende bei einer netten Kollegin zum Grillfest eingeladen sind. In ihr sträubt sich alles. „Bloß nicht noch am Wochenende mit vielen Leuten reden müssen“, denkt sie. Also sagt sie zögerlich: „Wir können ja mal schauen.“ Ihr Freund blickt sie enttäuscht an und meint: „Na, begeistert hört sich das nicht gerade an.“ Sie meint, dass man ja morgen nochmal darüber sprechen könne und dass sie nun fernsehen möchte. Als Rebekka N. am nächsten Tag mit ihrer Kollegin in der Kantine sitzt, erzählt sie ihr besorgt vom gestrigen Abend: „Früher habe ich mich total gerne mit anderen getroffen, wir haben stundenlang irgendwo gesessen und gequatscht – bis in die Nacht hinein. Dazu habe ich heute überhaupt keine Lust mehr. Ich bin froh, wenn ich meine Ruhe habe. Abends will ich nicht mal mehr telefonieren ...“

Menschen, die sich für den Beruf des Psychotherapeuten entscheiden, tun das in der Regel, weil sie ein starkes Interesse an Menschen haben, gerne kommunizieren und intensive Interaktionen suchen. Stellen sie dann nach ein paar Jahren Berufstätigkeit fest, dass das Interesse an Kontakten im privaten Bereich geringer wird, passt das häufig gar nicht zum Selbstbild. Das Phänomen ist dennoch gut erklärbar. Als Psychotherapeut befindet man sich während der Arbeit größtenteils in sehr intensiven sozialen Kontakten. Diese erfordern viel Aufmerksamkeit, parallele Verarbeitung interaktioneller Reize und angemessener therapeutischer Reaktionen, den Umgang mit eigenen Emotionen und vieles mehr. Das Wort „müde“ bedeutet ursprünglich „sich gemüht haben“. Bei aller Freude, die die psychotherapeutische Tätigkeit bereiten kann, ist es eben auch eine Mühe, sich immer wieder auf verschiedenste Menschen und deren Eigenheiten einzustellen sowie sich in einen produktiven Kontakt zu begeben und diesen zu steuern. Eben diese spezielle Art der Mühe kann zu einer sozialen Müdigkeit führen.

Hilfreiche Einstellungen

- Psychotherapie ist eine sehr intensive Auseinandersetzung mit Menschen und deren Problemen. Über viele Stunden des Tages finden konzentrierte Kontakte statt. Dadurch kann ein großer Teil des natürlichen Kontaktbedürfnisses abgedeckt sein.
- Ein Vergleich mit früheren Lebenssituationen ist nicht hilfreich, da es wenige Phasen im Leben gibt, in denen Menschen derart intensiv mit anderen Menschen zu tun haben wie in der Psychotherapie. Stehen beispielsweise im Studium inhaltliche Anforderungen und Wissensaufnahme im Vordergrund, ist das Bedürfnis nach Kontakt und Austausch in der Regel sehr viel höher.

Hilfreiche Strategien

Bewusst soziale Auszeiten nehmen

Sicher ist es gut, ein paar Tage allein oder mit einem vertrauten, unkomplizierten Menschen zu verreisen, um die Gelegenheit zu haben, sich wieder mehr auf sich selbst zu besinnen und sich von der sozialen Beanspruchung zu erholen. Allerdings besteht angesichts der überdurchschnittlichen Kontaktfertigkeiten von Psychotherapeuten immer auch die Gefahr, dass ein Mitreisender im Zug oder die Pensionswirtin sich gern anvertraut. Es ist also wichtig, ganz bewusst eine Phase der Auszeit zu nehmen und sich im besten Sinne sozial abzuschotten. Gerade Psychotherapeuten haben ein Recht darauf, mag es auch mal unhöflich erscheinen.

Neben längeren sozialen Auszeiten sind die kleinen, alltäglichen Pausen genauso wichtig. Wem es schwerfällt, in einem lebendigen Familienleben ruhige Zeiten für sich zu finden, der kann das vielleicht besser mit einem festen Termin. Der einen Person tut es gut, immer zu einem festen Zeitpunkt allein zu joggen, andere gehen lieber zu einem Pilates- oder Malkurs. Entscheidend ist, dass diese Aktivitäten eine ganz hohe Stellung in der Prioritätenliste einnehmen und nicht nur dann gemacht werden, wenn es gerade mal passt. Oft bemerkt man zu spät, dass die Waage zwischen sozialer Beanspruchung und selbstbestimmter Zeit zu weit in die eine Richtung geht. Um nicht irgendwann sozial erschöpft zu sein, ist es wichtig, einerseits Anzeichen sozialer Müdigkeit früh zu erkennen und andererseits soziale Auszeiten in den ganz normalen Alltag fest einzuplanen.

Einige Pausen im Arbeitsalltag bewusst allein verbringen

Oft sind auch die Zeiten zwischen den Therapien von sozialen Aktivitäten geprägt. Patienten oder Mitbehandler werden angerufen, mit der Sekretärin etwas besprochen oder mit Kollegen ein Kaffee getrunken. Vor allem Letzteres kommt ja auch einem wichtigen Bedürfnis nach Austausch und Entlastung nach. Einige Zeiten könnten aber auch als bewusste kurze soziale Auszeit genutzt werden. Manche können sich ans Fenster stellen und einfach ein paar Minuten rausschauen und diese kurze Zeitspanne für sich genießen, anderen gelingt der Wechsel vom intensiven Kontakt zur Besinnung auf sich selbst besser durch eine kleine Übung. Ein Beispiel bezieht sich auf die Augen:

Übung: Augenyoga

Setze dich bequem auf einen Stuhl und atme ein paar Mal bewusst ein und aus.

Blinzele nun ca. zehnmal schnell mit den Augen. Lass die Augen danach kurz ruhen.

Schließe nun die Augen und „schaue" mit beiden Augen nach unten rechts, dann Mitte rechts, oben rechts, Mitte oben, oben links, Mitte links, unten links und ende mit Mitte unten. Es ist so als würdest du Punkte eines Vierecks nacheinander fixieren. Nach ein paar ruhigen Atemzügen machst du die Bewegung in die entgegengesetzte Richtung, fängst also unten links an.

Lege nun die Daumen an die Wangenknochen und massiere mit Zeige- und Mittelfinger die Partien um die Augen. Falls es angenehmer ist, kannst du auch kleine Klopfbewegungen machen.

Reibe dann beide Hände aneinander und lege die warmen Handflächen auf die Augen oder lasse den Kopf in die Hände fallen.

Genieße ein paar Momente die Wärme und die Zeit für dich und öffne dann wieder die Augen, atme tief durch, bring wieder Spannung in deine Muskeln und wende dich wieder deiner Arbeit zu.

Bestehende Beziehungen verändern

Gerade in den Anfangsjahren der psychotherapeutischen Tätigkeit kann das soziale Umfeld irritiert sein: Die Freundin, der man stundenlang jede neue Entwicklung der schwierigen Beziehung erzählen konnte, scheint öfter nur noch mit halbem Ohr zuzuhören oder meldet sich wochenlang nicht. Gibt es darüber keinen Austausch, kann das eine Freundschaft belasten. Für Menschen, die kurze Kontakte zu Kunden haben, überwiegend am Schreibtisch arbeiten, vielen organisatorischen Aufgaben nachgehen oder in einem Labor arbeiten, ist es nicht leicht, sich die soziale Beanspruchung im psychotherapeutischen Alltag vorzustellen. Das erschwert das Verständnis für das Ruhebedürfnis, das viele Psychotherapeuten haben. Im ungünstigen Fall wird das veränderte Verhalten persönlich attribuiert, was wiederum einen Rückzug der Freunde zur Folge haben kann. Um dieser Entwicklung vorzubeugen, kann es helfen, dass die veränderten Bedürfnisse angesprochen werden. Daraus können sich neben dem besseren Verständnis auch Lösungen ergeben. Vielleicht ist es nicht mehr gut, sich wie früher immer in einer

Kneipe zum Quatschen zu verabreden, sondern auch gemeinsam etwas zu unternehmen. So könnte es sinnvoll sein, erst gemeinsam am Zumbakurs teilzunehmen und danach noch ein bisschen zu reden.

Berufliche Beanspruchung überprüfen

Neben allen Bewältigungsstrategien, mit sozialer Ermüdung umzugehen, sollte auch geprüft werden, ob die soziale Beanspruchung tatsächlich zu hoch ist. Wer dauerhaft zehn Therapiestunden am Tag macht, kann es fast nicht mehr schaffen, dafür noch einen Ausgleich zu finden, wenn noch ein privates soziales Leben stattfinden soll. Bei der Bewertung der eigenen Arbeitsleistung sind sowohl Aspekte der eigenen Persönlichkeit zu berücksichtigen als auch der Lebensphase, in der jemand sich befindet. Abgesehen davon, dass das Bedürfnis nach selbstbestimmter Zeit bei Menschen sehr unterschiedlich ist, macht es auch einen Unterschied, ob die Familie gerade in einer Phase ist, in der sie viel Aufmerksamkeit braucht oder ob es sich um eher ruhigere Lebensphasen handelt. Viele Psychotherapeuten berichten, dass sie mit steigendem Alter ein größeres Ruhebedürfnis haben. Wichtig ist, den Umfang der eigenen psychotherapeutischen Tätigkeit immer wieder daraufhin zu überprüfen, ob sie im Großen und Ganzen zu den eigenen Bedürfnissen und Erfordernissen passt. Die Gefahr einer dauerhaften sozialen Überbeanspruchung besteht in einer sozialen Erschöpfung, die möglicherweise die Freude am Beruf beeinträchtigt.

Zum Schluss

Verbringe jeden Tag einige Zeit mit dir selbst.
(China)

6 Abwertung durch Patienten

Beispiel: „Der Patient hat mich so fürchterlich runtergemacht ...“

Kathrin G. (28) geht schon angespannt in die nächste Therapiesitzung. Ihr 42-jähriger Patient, den sie schon fünfmal im Einzelkontakt gesehen hat, neigt dazu, seine Erfolge ausschweifend darzustellen und andere Menschen stark abzuwerten. In den letzten beiden Therapiestunden hat er auch sie immer wieder kritisiert und seine Unzufriedenheit ausgedrückt. Zur heutigen Stunde sollte er ein Stimmungsprotokoll anfertigen. Zu Beginn der Stunde lächelt Kathrin G. ihren Patienten freundlich an und fragt nach dem Protokoll. Der Patient lehnt sich im Therapiestuhl zurück und sagt: „Was soll das hier mit den ganzen Aufgaben? Sie verstecken sich nur hinter Ihren Blättern! Wirklich verstehen tun Sie mich nicht. Dazu fehlt es Ihnen einfach an menschlicher Reife und intellektueller Tiefe. Wenn ich mit meinen Leuten so umgehen würde, hätte ich schon längst Pleite gemacht. Gibt es in dieser Klinik eigentlich irgendeinen halbwegs gescheiten Gesprächspartner, mit dem ich auf Augenhöhe reden kann? Ich sehe hier immer nur solche Mädchen wie Sie herumlaufen.“ Die Kritik trifft Kathrin G. sehr. Sie fühlt sich klein und dumm und beginnt, sich für die Aufgabe zu rechtfertigen. Dabei bemerkt sie, wie ihre Stimme zittert, und sie fürchtet, rot zu werden. Sie ärgert sich über sich selbst, da sie den Eindruck hat, genau so ein Mädchen zu sein wie der Patient sie zuvor betitelt hat. „Noch 35 Minuten ...“, geht es ihr durch den Kopf und sie fragt sich, wie sie den Rest der Stunde überstehen soll. Eine Woche später schildert Kathrin G. die Therapiesituation ihrem Supervisor und beginnt mit den Worten: „Der Patient hat mich so fürchterlich runtergemacht ...“

In vielen Therapien gestaltet sich die Beziehung zu den Patienten funktional: Patienten möchten ihre Ängste bewältigen, die Stimmung verbessern oder ihre Sorgen reduzieren. Therapeuten zeigen Verständnis, fragen, analysieren, informieren oder geben Anregungen. Es entsteht ein therapeutisches Arbeitsbündnis, in dem gemeinsam Lösungen gefunden werden können. Ein Teil der Patienten hat aber vor allem interaktionelle Schwierigkeiten. Diese wirken sich auch auf die Therapiebeziehung aus und stellen für den Therapeuten zuweilen eine anstrengende Herausforderung dar. Patienten, die ihre Therapeuten oft kritisieren oder infrage stellen, lösen bei manchen Therapeuten Ängste aus, machen hilflos, ärgerlich oder führen zu Vermeidungsverhalten in der Therapie. Im Privatleben kann man sich von diesen Menschen meist besser fernhalten, als dies im psychotherapeutischen Alltag möglich ist. Hier muss ein Therapeut mit den Anfeindungen, dem Misstrauen oder der übermäßigen Kritik umgehen. Und das am besten so, dass die Patienten davon profitieren und ihr Interaktionsstil es ihnen besser erlaubt, ihre Bedürfnisse langfristig in Beziehungen zu befriedigen. Diese Aufgabenstellung ist nicht gerade einfach für den Therapeuten.

Hilfreiche Einstellungen

- Das Verhalten des Patienten ist ein Teil seines Problems. Würde er angemessen mit dem Therapeuten kommunizieren, wäre er nicht Patient.
- Der Patient kommuniziert mit seinem Therapeuten, nicht mit der Privatperson. Die kennt er nicht und die kann er nicht beurteilen.

Hilfreiche Strategien

Die Bedürfnisse von Patient und Therapeut mit der Plananalyse erkennen

Um die Bedürfnisse von Interaktionspartnern zu erkennen, bietet sich die Plananalyse von Caspar (2007) an. Mit diesem Vorgehen kann es gelingen, ein besseres Verständnis dafür zu bekommen, warum manche Interaktionen zwischen Patienten und Therapeuten unbefriedigend verlaufen.

Das Modell der Plananalyse geht davon aus, dass Menschen sich so verhalten, dass ihre Bedürfnisse in Interaktionen befriedigt werden können. Das Verhalten in Beziehungen hat dementsprechend einen instrumentellen Charakter, der deshalb aber nicht bewusst sein muss. Ist es beispielsweise einem Menschen besonders wichtig, sich zu einer bestimmten Gruppe zugehörig zu fühlen, so wird er Aufgaben übernehmen, den Kontakt zu den Mitgliedern pflegen und sich an die Regeln der Gruppe halten. Damit tut er aus seiner Sicht aktiv etwas, um zur Gruppe zu gehören und seinem Bedürfnis nach Zugehörigkeit näherzukommen. Gleichzeitig vermeidet er aber vielleicht auch, dass Konflikte angesprochen werden, weil er befürchtet, dass das die Gruppe insgesamt oder seinen Platz in der Gruppe gefährden könnte. Dieses Vermeidungsverhalten dient also auch dem Bedürfnis nach Zugehörigkeit. Schaut man sich die Verhaltensweisen in mehreren Situationen an, so kann man hypothetische Verhaltenspläne annehmen, die hierarchisch über einzelnen Verhaltensweisen stehen. Im genannten Beispiel könnte also über den Verhaltensweisen „Ich melde mich als Schriftführer, ich bereite den Raum für das Treffen vor oder ich koche Kaffee“ der Verhaltensplan stehen: „Engagier dich!“ Gleichzeitig könnte auf der Verhaltensebene sichtbar sein, dass der Betreffende über die nächste gemeinsame Aktivität spricht, wenn er ahnt, dass ein Konflikt angesprochen werden soll, besänftigend mit einem aufgeregten Mitglied der Gruppe redet und viel lächelt. Der darüberstehende Verhaltensplan könnte lauten: „Lass keinen Konflikt aufkommen!“ Beide Verhaltenspläne („Engagier dich!“ und „Lass keinen Konflikt aufkommen!“) dienen dem Oberplan „Sichere dir Zugehörigkeit!“, was dem Grundbedürfnis nach Bindung dient. In vielen Interaktionen funktioniert das instrumentelle Verhalten sehr gut, um die eigenen Bedürfnisse zu befriedigen, da es andere Menschen dazu veranlasst, sich gegenüber den eigenen Bedürfnissen komplementär zu verhalten. Im genannten Beispiel würden die anderen Gruppenmitglieder also signalisieren: „Schön, dass du da bist, wir freuen uns, dass du zu uns gehörst.“ Allerdings gibt es einige Stolperfallen des instrumentellen Verhaltens, die auf Dauer nicht zum gewünschten Ergebnis, der Befriedigung der eigenen Bedürfnisse, führen. Einige Beispiele:

- Ein Bedürfnis ist so stark, dass die anderen Bedürfnisse vernachlässigt werden. So könnte das Bedürfnis nach Kontrolle so hoch sein, dass eine Person bestrebt ist, die soziale Umwelt total zu kontrollieren. Die wehrt sich dagegen, was sowohl das Kontroll- als auch das Bindungsbedürfnis verletzt.
- Möglicherweise ist ein Mensch sehr bemüht, sein Selbstwertgefühl zu schützen, und setzt dazu vor allem Vermeidungsstrategien ein. Er vermeidet kompetitive Situationen, weil er verlieren könnte, und zieht sich aus sozialen Situationen zurück, um nicht angreifbar zu sein. Zwar schützt er so sein Selbstwertgefühl sehr gut vor Angriffen, nimmt sich aber auch die Chance, stolz auf sich sein zu können, wenn er in einem Wettbewerb eine gute Figur machen würde oder von anderen gelobt würde.
- Dysfunktional kann es auch sein, wenn eine Person vor allem eine Strategie einsetzt, um ihre Bedürfnisse zu befriedigen. So kann jemand auf den Verhaltensplan „Sei fleißig!“ setzen, um sich in Beziehungen Zugehörigkeit sichern zu wollen. Fleißig zu sein, erhöht hier auch das Selbstwertgefühl und vermittelt ein Gefühl von Kontrolle. Vernachlässigt wird das Bedürfnis nach Lustgewinn. Da es in diesem Fall wenig Flexibilität in den Strategien gibt, besteht die Gefahr von Erschöpfung. Die „Fleißstrategie“ kommt dann im Laufe der Zeit an ihre Grenzen, den eigenen hohen Leistungsanforderungen kann nicht mehr nachgekommen werden und in der Folge leiden das Selbstwertgefühl und das Bedürfnis nach Kontrolle.
- Auch wenn Verhaltensweisen ganz funktional aus den Ober- und Verhaltensplänen abgeleitet sind, ist das keine Garantie dafür, dass sich das Gegenüber bedürfnisgerecht verhält, schließlich verfolgt das Gegenüber auch die Befriedigung seiner eigenen Bedürfnisse. Hat jemand gelernt, durch viel Unterstützung des anderen seine Zugehörigkeit zu sichern, kann das bei einem Partner, der das Annehmen von Unterstützung als Schwäche wertet, dazu führen, dass er sich gegen Hilfe wehrt, um sein Selbstwertgefühl zu schützen. Der „Unterstützer“ kann sich dann in seinem Bindungsbedürfnis verletzt fühlen, die Interaktion führt nicht zur gegenseitigen Befriedigung der Bedürfnisse.

Die Theorie der Plananalyse geht davon aus, dass die Ober- und Verhaltenspläne zwar instrumentell sind, deshalb aber nicht unbedingt bewusst. Würde man einen Patienten fragen, warum er wort- und gestenreich dramatisch anmutende Geschichten in der Therapie erzählt, würde der Patient vermutlich antworten, dass es eine wirklich dramatische Situation war oder dass er immer so intensiv im Kontakt sei. Es bedarf also eines analytischen Vorgehens, die hypothetischen Pläne des Patienten zu erschließen, um herauszufinden, dass das theatralische Verhalten in den Sitzungen dem Verhaltensplan „Sorg für Aufmerksamkeit!" dient und dieser dem Oberplan „Sei etwas Besonderes!". Es könnte aber auch sein, dass das theatralische Verhalten dem Verhaltensplan „Lenk von deinen wahren Problemen ab!" dient und darüber der Oberplan „Zeig keine Schwäche!" steht.

Welche Quellen gibt es, die Pläne des Patienten zu erschließen?

Verhalten in der Therapie. Da es sich um interaktionelle Pläne handelt, werden sie in der Interaktion von Patient und Therapeut auftreten. Es gilt, das Verhalten des Patienten genau zu beobachten. Das kann man in der Sitzung tun und auch per Video nach einer Sitzung. Hier ist ein interessantes Vorgehen, zunächst den Ton des Videos auszustellen und nur die Körperhaltung, Gestik und Mimik zu beschreiben. Die Beobachtung könnte also heißen: „Patient sitzt auf der vorderen Sesselkante, er hebt oft beide Arme in die Luft, streckt den Kopf immer wieder vor, reißt die Augen auf..." Ergänzt durch den Ton könnten weitere Beschreibungen sein: „Er spricht sehr laut, schnell und in wechselnden Tonlagen. Einen Verhaltensplan, den man darauf erschließen könnte, wäre ‚Sorg aktiv für Aufmerksamkeit!'."

Wirkung des Verhaltens auf den Therapeuten. Therapeuten können auch anhand ihrer eigenen Reaktionen auf die Pläne der Patienten schließen. Spürt man ein starkes Bedürfnis, einen Patienten mit Samthandschuhen anzufassen, so kann das daran liegen, dass dieser den Verhaltensplan „Sorge für Schonung!" hat und mit leiser Stimme, verweint sagt: „Nie nimmt einer Rücksicht auf mich." Mit Samthandschuhen würde sich der Therapeut komplementär zum Bedürfnis des Patienten nach Schonung verhalten. Konfrontativ aufzutreten könnte beim Therapeuten ein eher ungutes Gefühl erzeugen, weil er die instrumentellen Pläne nicht erfüllt. Ist sich der Therapeut der Signale des Patienten bewusst und kann er seine eignen Reaktionen darauf gut reflektieren, ermöglicht das, Hypothesen über die Planstruktur des Patienten aufstellen.

Beobachtetes Verhalten im Kontakt mit Dritten. Manchmal ergibt sich die Gelegenheit, nicht direkt mit den Patienten im Kontakt zu sein und ihr interaktionelles Verhalten gegenüber Dritten wie Rezeptionisten, Kollegen oder Angehörigen zu erleben. Aus dem beobachteten Verhalten kann man dann vermuten, ob der Verhaltensplan des Patienten an der Rezeption eher heißt: „Sei höflich!", „Setz dich mit allen Mitteln durch!" oder „Komm mit jedem ins Gespräch!"

Vom Patienten berichtetes Verhalten. Viele Hinweise auf Pläne der Patienten bekommen Therapeuten auch aus den Schilderungen von schwierigen Situationen. Berichtet ein Patient immer wieder, dass er Freunde und Familie in Entscheidungen sehr intensiv einbezieht, Entscheidungen lange herauszögert, so kann vermutet werden, dass ein Verhaltens- oder auch Oberplan heißt: „Geh kein Risiko ein!“ Bei berichtetem Verhalten muss allerdings immer die instrumentelle Perspektive beachtet werden. Auch die Darstellung eines Sachverhaltes unterliegt den instrumentellen Plänen des Gegenübers, was in diesem Fall bedeuten könnte, dass der Patient seine Schilderungen so filtert, dass er auch in der Therapie kein Risiko eingeht.

Wie kann der Therapeut seine eigene Planstruktur erkennen?

Ausbildung und Selbsterfahrung. In der Ausbildung zum Psychotherapeuten sollten die Theorie und Anwendung der Plananalyse nicht fehlen, da sie für Therapeuten eine sehr gute Möglichkeit bietet, die Bedürfnisse von Patienten zu erkennen. Auf dieser Basis kann bewusst und gezielt die therapeutische Beziehung gestaltet werden, um Veränderungen erst zu ermöglichen. Dazu ist es sehr wichtig, dass die Therapeuten ihre eigene Planstruktur kennen und somit ihre Reaktionen auf Patienten schnell einschätzen können. Hat ein Therapeut aus dem Oberplan „Sorge für Anerkennung!“ den Verhaltensplan „Zeig dein Fachwissen!“ abgeleitet, so kann es sein, dass er in Therapiestunden die Äußerungen des Gegenübers als Stichworte zum Dozieren nutzt, Schaubilder aufzeichnet und die Patienten aus den Augen verliert. Es wundert dann nicht, wenn Patienten immer stiller werden, wenig Persönliches einbringen oder gähnen. Irgendwann hat der Therapeut dann den Eindruck, dass der Patient nicht richtig mitmacht, etwas vermeidet oder verdeckt aggressiv ist. Der Therapeut ist frustriert, weil er sich so viel Mühe gibt und der Patient mit Rückzug reagiert. Nimmt der Therapeut seine Frustration als Anlass für ein Überdenken der Therapiebeziehung mithilfe der Plananalyse, kann er seine Pläne reflektieren. Er käme dann vielleicht nicht mehr zu dem Ergebnis, dass der Patient unmotiviert ist, sondern dass der Patient ein Bedürfnis danach hat, gesehen und gehört zu werden, und dass die Vermittlung von Fachwissen zwar prinzipiell zu Anerkennung führen kann, aber nur an der richtigen Stelle und gut dosiert.

Das Erkennen der eigenen Planstruktur und auch das Verständnis für deren Entstehung in der Biografie ist ein lohnenswerter Inhalt von Selbsterfahrungsangeboten in der Ausbildung von Psychotherapeuten. Das Dunkel so manch schwieriger Interaktion erhellt sich schnell, wenn die interaktionellen Pläne von Therapeuten und Patienten sichtbar werden.

Supervision. Sind Supervisoren gut im plananalytischen Denken geschult, können sie in der Supervision gemeinsam mit dem Therapeuten die Plananalyse des Patienten und des Therapeuten herausarbeiten und Vermutungen darüber anstellen, warum sich die therapeutische Beziehung schwierig gestaltet. Vielleicht kommt ein genervter Therapeut in die Supervision, weil sich jede Terminabsprache mit dem Patienten kompliziert gestaltet, es lange Diskussionen über Arbeitsblätter gibt oder um einzelne Worte debattiert wird. Der Therapeut vermutet, dass der Patient nicht wirklich veränderungsbereit ist und mit Nebenschauplätzen von seinen wirklichen Problemen ablenken möchte. Bei der Analyse der Pläne des Patienten zeigt sich, dass ihm das Bedürfnis nach Kontrolle sehr wichtig ist, was aus seiner Biografie auch gut nachvollziehbar erscheint. Ausgehend von dem Gefühl des Ärgers werden in der Supervision nun die Pläne des Therapeuten betrachtet. Es wird deutlich, dass auch er ein starkes Bedürfnis nach Kontrolle hat. Sind die Motive von beiden sichtbar, ist es gut, zu erklären, warum es in der Therapie schnell zu Machtkämpfen um scheinbar unwichtige Aspekte gibt. Es geht dann eben nicht mehr darum, ob der Patient um 15.00 oder 16.00 Uhr kommt, sondern um die Kontrolle in der Situation, was beiden sehr wichtig ist und weshalb sie in der Sache auch nicht loslassen können.

Selbstreflexion. Falls sich ein Therapeut eine schwierige Interaktion mit einem Patienten nicht erklären kann, besteht auch die Möglichkeit, zunächst selbst zu reflektieren, welche eigenen Pläne bei ihm in der Situation eine Rolle gespielt haben. Hilfreich ist eine Videoaufnahme von der Sitzung. Falls die nicht vorhanden ist, kann der Therapeut versuchen, sich in die Situation wieder hineinzuversetzen und sich folgende Fragen zu stellen:

- Was tue ich genau (verbal, nonverbal, Sitzhaltung)?
- Was ist mir in dieser Situation wichtig?
- Was soll das Gegenüber von mir denken?
- Welchen Eindruck soll der Patient von mir bekommen?
- Was möchte ich auf jeden Fall vermeiden?
- Was soll möglichst nicht geschehen?

Bei der Reflexion wird möglicherweise klar, welche Motive für den Therapeuten in dieser Situation aktiv waren und welche Verhaltenspläne er daraus abgeleitet und in welches konkrete Verhalten umgesetzt hat. Kennt er die Planstruktur des Patienten, kann er sich nun möglicherweise erklären, warum die Interaktion unbefriedigend verlaufen ist.

Die Bedürfnisse des Patienten und des Therapeuten beachten

Die Plananalyse des abwertenden Patienten aus dem Eingangsbeispiel könnte für die Therapiesituation wie in Abbildung 1 dargestellt aussehen.

Die daraus abgeleiteten konkreten Verhaltensweisen in der Therapiesituation zeigen sich in verbalen Angriffen auf die Therapeutin, dem Abwerten von Aufgaben oder der negativen Beurteilung der Klinik. Vor dem Hintergrund der Plananalyse ist das Verhalten des Patienten hoch funktional: Er vermeidet Unlustgefühle und stärkt sein Selbstwertgefühl.

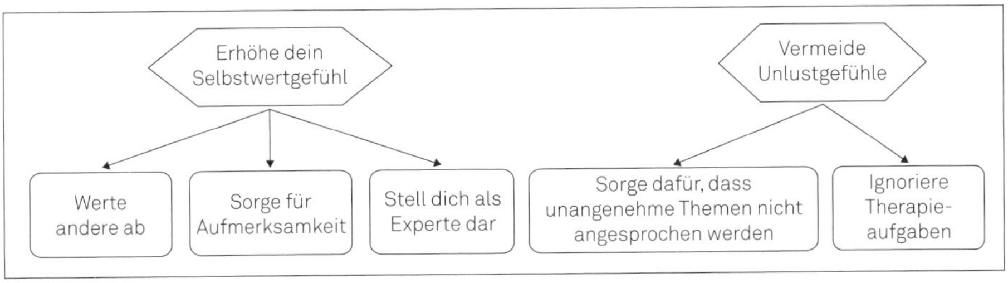

Abbildung 1: Plananalyse am Beispiel eines abwertenden Patienten

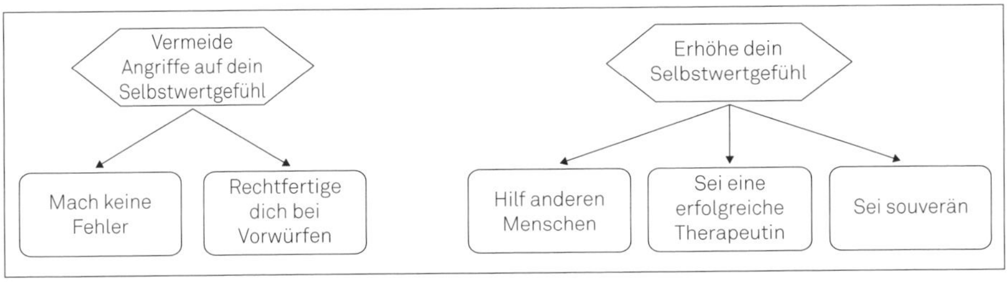

Abbildung 2: Aktive und schützende Strategien der Therapeutin – Fallbeispiel

Die Therapeutin in diesem Beispiel hat aktive und schützende Strategien, die ihr Selbstwertgefühl betreffen (vgl. Abbildung 2).

Um ihre Bedürfnisse zu erfüllen, bereitet sich die Therapeutin gewissenhaft auf Sitzungen vor, bemüht sich um einen guten Kontakt zum Patienten, entwickelt weiterführende Aufgaben und möchte zu Veränderungen beitragen. Diese Verhaltensweisen führen in vielen Interaktionen mit Patienten dazu, dass die Therapeutin ihr Bedürfnis erreicht, nämlich das Selbstwertgefühl zu erhöhen. Die Patienten schätzen ihre freundliche und kompetente Therapeutin und sind dankbar für die Unterstützung, die sie bekommen.

Mit diesem Patienten aus dem Beispiel allerdings kollidieren die Verhaltensweisen, die beide aus ihrem Bedürfnis nach Schutz und Erhöhung des Selbstwertgefühls ableiten: Das Stellen von Aufgaben empfindet der Patient als abwertend und deren Ausführung würde eine vielleicht unangenehme Reflexion anregen. Die Therapeutin fühlt sich durch das Ignorieren der Aufgaben in ihrer Souveränität verletzt und in ihrem Wunsch zu helfen, blockiert. Folglich kann sie ihren Plan, durch gute therapeutische Arbeit ihr Selbstwertgefühl zu erhöhen, nicht realisieren. Die Kritik an ihr, die dem Patienten zur Erhöhung seines Selbstwertgefühls dient, löst bei ihr Angst aus, da sie glaubt, Fehler gemacht zu haben, was sie auf jeden Fall vermeiden möchte. Um ihr Selbstwertgefühl zu schützen, rechtfertigt sie sich, was sie aber gleichzeitig als mangelnde Souveränität empfindet. Aus ihrer Sicht möchte sie alles gut machen, erntet dafür aber nur Kritik. Möglicherweise reagiert sie mit Hilflosigkeit und daraus erwachsendem Ärger und zieht sich aus der therapeutischen Beziehung zurück.

In dieser Situation ist es hilfreich, die eigenen Pläne und die des Patienten zu erkennen und in der Therapie beachten zu können. Da es dem Patienten nicht möglich ist, flexibel in seinen Strategien zu sein – sonst wäre er nicht Patient – kann nur die Therapeutin flexibel in ihren Strategien sein, um eine bessere Therapieinteraktion zu gestalten.

Bedürfnisorientierte Gesprächsführung. Weiß der Therapeut um die Bedürfnisse des Patienten, kann er versuchen, sie aktiv zu befriedigen, um eine Arbeitsbeziehung herzustellen. Statt sich zu rechtfertigen, kann das Bedürfnis des Patienten, sein Selbstwertgefühl zu erhöhen, beachtet werden: „Sie haben einen hohen Anspruch an Qualität und schauen sich deshalb hier in der Klinik alles ganz genau an." Um mit den ignorierten Aufgaben umzugehen, könnte ein Satz wie „Sie wissen sehr genau, was für Sie gewinnbringend ist, deshalb überlegen Sie gut, welche Aufgaben Sie machen möchten" hilfreich sein. Es gilt also, immer wieder die Bedürfnisse des Patienten zu vermuten und ihnen Beachtung zu schenken. So wird die Gefahr eines Machtkampfes deutlich reduziert. Mit dieser Art der Gesprächsführung wird das Problem nicht gelöst, mit dem ein Patient kommt, doch es wird eine interaktionelle Arbeitsgrundlage geschaffen, um überhaupt Probleme thematisieren und angehen zu können. Sind Therapeuten geübt darin, die Bedürfnisse zu erkennen und entsprechend zu reagieren, fühlen sie sich meist wieder souveräner und hilfreicher, was dem eigenen Selbstwertgefühl guttut.

Das eigene Selbstwertgefühl stärken. Falls Patienten Therapeuten in ihrer Kompetenz angreifen, können Therapeuten sich geschwächt, erniedrigt und beschämt fühlen. Sie fragen sich dann, was sie falsch gemacht haben, welchen Anlass zur Kritik sie gegeben haben oder wann sie versagt haben. Unter diesen Gedanken und Gefühlen leidet das Selbstwertgefühl. In solchen Situationen ist es nicht immer leicht, sich klarzumachen, dass sich das Selbstwertgefühl aus vielen Puzzlesteinen zusammensetzt und nur ein kleiner Teil gerade getroffen wird. Im Stress der Situation wird dieses Teilchen stark überbewertet. Es gilt also, sich daran zu erinnern, dass es ein von der Patientenäußerung ganz unabhängiges Selbstwertgefühlt gibt. Dieses Selbstwertgefühl kann der Therapeut für sich symbolisieren. Man kann sich das Selbstwertgefühl als einen Strauß bunter Blumen vorstellen, als ein schönes Schloss mit vielen verschiedenen Zimmern oder vielleicht nur als eine Farbe. Um in der Sitzung Zugriff auf das ganze Selbstwertgefühl zu haben, auch wenn es gerade in einem kleinen Teil verletzt wird, kann man sich eine Postkarte, die an das positive Selbstwertgefühl erinnert, so platzieren, dass man während der Stunde immer wieder darauf schauen kann.

Bewusst von der belastenden Interaktion distanzieren

Belastende Interaktionen mit Patienten werden oft im Geiste wieder und wieder durchgespielt wie ein Endlosfilm. Manchmal erzählen auch Therapeuten immer wieder ihren Kollegen, was ein Patient gesagt und getan hat. Es fällt schwer, das

Geschehene abzuschließen und hinter sich zu lassen. Das hat oft Auswirkungen auf den weiteren Kontakt, denn durch das Konservieren des Erlebten ist es schwieriger, innerlich frei in die nächste Therapiesitzung zu gehen. Ein anderer Weg ist es, sich ganz bewusst von der schwierigen Interaktion zu distanzieren. Unter anderem gibt es folgende Möglichkeiten:

- *Distanzieren durch Humor: Die Sendung mit der Maus.* Vielleicht gelingt es Ihnen, die Interaktion wie eine Sachgeschichte aus der Sendung mit der Maus darzustellen. Versuchen Sie, den dort üblichen Tonfall nachzuahmen, und entwickeln Sie einen Text wie zum Beispiel diesen:
  „Liebe Kinder, was ist eigentlich narzisstisches Verhalten? Kennt ihr nicht? Na, dann erklär ich euch das mal. Das zeigen manche Menschen, die sich nicht auf ihren Wert verlassen können, irgendwie geht der ihnen immer wieder verloren. Ihr könnt euch das vorstellen wie so ein Boot, das ein Leck hat. Ihren Wert fühlen solche Menschen wieder mehr, wenn sie andere abwerten. Hört sich nicht schön an, ist es auch nicht, tut denen aber gut. Kann einem also passieren, dass so ein Mensch sagt, dass man doof ist. Das muss man dann aber nicht glauben, das sagt der ja nur, damit er sich besser fühlt. Hat also nichts mit einem selbst zu tun! Das ist doch gut zu wissen."
- *Distanzieren durch einen Comic-Strip.* Falls jemandem das Zeichnen liegt, ist es auch eine Form der Distanzierung, die vergangene Interaktion als Comic-Strip zu zeichnen. Man kann durch „Überzeichnung" Akzente setzen, Sprechblasen hinzufügen oder eigene Gefühle darstellen. Manches wird dadurch klarer, weil es mehr auf den Punkt gebracht wird, als wenn die Szenen nur gedacht oder erzählt werden. Nach dem Zeichnen wird der Comic-Strip bewusst weggelegt. Denkt man wieder an die schwierige Situation, kann man sich selbst darauf hinweisen, dass alles schon im Comic ausgedrückt wurde.

Supervision in Anspruch nehmen

Abwertende Patienten können sehr kräfteraubend und belastend sein. Hinzu kommt aber auch, dass man mit ihnen in dysfunktionale statt therapeutische Interaktionen geraten kann. Das hilft den Patienten nicht und verstärkt bei Therapeuten den Eindruck, dass sie schlechte Arbeit leisten, was zur Selbstabwertung führen kann. Dem kann eine gute Supervision entgegenwirken, da ein Supervisor die Interaktion von außen einschätzen, das Geschehene einordnen und zur Lösung beitragen kann.

Zum Schluss

Es ist verdammt schwer,
einen Menschen zu nehmen, wie er ist,
wenn er sich anders gibt, als er ist.
(Ernst Ferstl)

7 Körperlich aggressive Patienten

Beispiel: „Und dann hatte ich plötzlich seine Faust unter meinem Kinn …"

Lisa W. (54) teilt einem 41-jährigen Mann am Ende des Erstgespräches mit, dass sie ihn nicht behandeln werde. Daraufhin insistiert der Patient und weist darauf hin, dass er die Bescheinigung über die Therapie unbedingt brauche, damit er nicht ins Gefängnis müsse. Die Therapeutin drückt ihr Verständnis für seine schwierige Lage aus, bleibt aber bei ihrer Position. Ihr Gegenüber beginnt weitere Diskussionen, die sie mit den Worten „Ich glaube, wir drehen uns jetzt im Kreis. Bitte haben Sie Verständnis für meine Entscheidung" beenden möchte und steht auf. Als sie dem Patienten zum Abschied die Hand geben möchte, springt der auf sie zu und hält ihr die geballte Faust unter das Kinn. Mit den Worten „Du wirst schon sehen, was du davon hast!" dreht er sich um und verlässt den Therapieraum, wobei er die Zimmertür heftig zuschlägt. Alarmiert durch den Knall kommt Lisa W.s Kollege zu ihr und fragt was los sei. Sie schaut ihn immer noch schockiert an und sagt: „Und dann hatte ich plötzlich seine Faust unter meinem Kinn …"

In der Regel haben Therapeuten in der ambulanten Praxis eine Tätigkeit, in der sie nicht mit physischer Gewalt konfrontiert sind. In sehr seltenen Fällen können sie aber mit körperlich aggressiven Menschen in Berührung kommen. Heikel kann das werden, wenn Therapeuten dann allein in der Praxis sind.

Hilfreiche Einstellungen

- Auch wenn physische Aggression sehr selten in der ambulanten Praxis vorkommt, ist es gut, das Szenario einmal durchzuspielen, um auf einen Ausnahmefall vorbereitet zu sein.
- Wenn man mit starker Aggressionen konfrontiert ist, gibt es kein Patentrezept für die beste Strategie in der als bedrohlich erlebten Situation. Therapeuten haben aber den Vorteil, dass sie viel Erfahrung im Umgang mit Menschen haben und gegebenenfalls die Situation schneller und besser einschätzen können als andere Menschen, was zum Eigenschutz beitragen kann.

Hilfreiche Strategien

Das Szenario „Ein Patient oder Angehöriger wird körperlich aggressiv" durchspielen

Es können mehrere Situationen unterschieden werden, in denen die Gefahr physischer Gewalt auftreten kann:
- Patienten im Erstkontakt,
- Patienten während der laufenden Therapie und
- Angehörige von Patienten.

Patienten im Erstkontakt. Das Szenario, dass ein Patient im Erstkontakt körperlich aggressiv wird, beruht vor allem auf der Vorstellung, dass ein neuer Patient schwerer einzuschätzen ist als die schon bekannten Patienten. Hier spielt es eine Rolle, welche Klientel vorwiegend in die Praxis kommt. Besteht die Klientel vor allem aus depressiven und ängstlichen Frauen, ist die Wahrscheinlichkeit recht gering, dass es zu plötzlicher Gewalt im Erstkontakt kommt. Arbeitet ein Therapeut überwiegend mit Menschen, deren Impulskontrolle gestört ist, kann körperliche Aggression eher vorkommen. Kommen Personen nicht freiwillig, sondern benötigen einen Nachweis über die Therapie, um negativen Konsequenzen zu entgehen, kann diese Tatsache die Aggressivität erhöhen, weil sich die Betroffenen eingeengt und abhängig fühlen.

Leitfragen für das Szenario

- Welche Patienten behandele ich überwiegend? Wer überweist mir Patienten?
- Telefoniere ich selbst mit den Patienten vor dem Erstkontakt?
- Sind die Mitarbeiter, die den telefonischen Erstkontakt machen, im Erkennen von Gefahrenpotenzial geschult? Würden Sie Vermutungen über mögliche Gefahrenquellen mitteilen?
- Wann findet der Erstkontakt statt? Sind Kollegen oder Mitarbeiter gleichzeitig in der Praxis?
- Wo findet der Erstkontakt statt? Kann ich den Therapieraum/die Praxis schnell verlassen?

Patienten während der laufenden Therapie. In der Regel können Patienten gut eingeschätzt werden, wenn sie in der laufenden Behandlung sind. Unerwartete Veränderungen im Verhalten von Patienten können sich aber beispielsweise durch Intoxikation oder dem Therapeuten nicht bekannte Medikamentenumstellungen ergeben. Zu Problemen mit tatsächlicher oder befürchteter Aggressivität kann es ansonsten vor allem dann kommen, wenn die Patienten erst im Laufe der Therapie ihre Karten offen auf den Tisch legen und das Konsequenzen für den weiteren Therapieverlauf hat. So kann beispielsweise ein Patient in der elften Therapiestunde der Therapeutin offenbaren, dass er seine Frau mehrfach vergewaltigt hat. Er sei immer außer sich vor Wut gewesen, wenn seine Frau ihm den Sex verweigert habe und dann sei es eben passiert. Die Therapeutin ist geschockt, weil sie den Patienten bislang als überaus höflich und angenehm erlebt hat. Weil sie es sich nicht vorstellen kann, mit ihm weiterzuarbeiten, möchte sie ihm das in der folgenden Stunde mitteilen. Da auch sie dabei in die Situation kommt, ihm etwas zu verweigern, befürchtet sie, dass er sehr wütend werden und sie körperlich angreifen könnte.

Leitfragen für das Szenario

- In welchen Zeiten arbeite ich? Übliche Geschäftszeiten oder abends?
- Wo finden die Therapien statt? Anwesenheit von Kollegen/Mitarbeitern? Hört mich jemand, wenn ich um Hilfe rufe?
- Weiß der Patient, dass ich allein/nicht allein in der Praxis bin?
- Kann ich den Therapieraum und die Praxis schnell verlassen? Habe ich die Praxistür abgeschlossen, um mich vor Einbruch zu schützen, komme dann aber selbst nicht mehr schnell aus der Praxis?

Angehörige von Patienten. Angehörige können dann unangenehm werden, wenn sie unerwünschte Veränderungen an ihren Partnern oder Verwandten bemerken und diese auf den Einfluss des Therapeuten attribuieren. Flüchtet eine Frau während der Therapie in ein Frauenhaus, um sich vor ihrem gewalttätigen Mann zu schützen, wäre es denkbar, dass dieser Mann dem Therapeuten vor der Praxis auflauert und ihn beschimpft oder bedroht.

Leitfragen für das Szenario

- Welche Angehörigen von Patienten sind wirklich gewalttätig geworden? Hat sich die Gewalt ausschließlich gegen Familienangehörige oder auch gegen Außenstehende gerichtet? Gibt es ernst zu nehmende Anrufe oder schriftliche Mitteilungen, die konkrete Gewaltausübung ankündigen?
- In welchen Zeiten arbeite ich? Übliche Geschäftszeiten oder abends?
- Wie leicht können Angehörige in die Praxis kommen? Gibt es eine Gegensprechanlage mit oder ohne Kamera?
- Wo finden die Therapien statt? Anwesenheit von Kollegen/Mitarbeitern? Hört mich jemand, wenn ich um Hilfe rufe?
- Weiß der Angehörige, dass ich allein/nicht allein in der Praxis bin?
- Habe ich einen freien Fluchtweg?

Realistische Einschätzungen der Szenarien treffen und gegebenenfalls etwas verändern

Körperlich aggressive Handlungen kommen in psychotherapeutischen Praxen sehr selten vor. Man muss also immer abwägen, wie viel Freiheit man bereit ist, aufzugeben, um sich vor einer potenziell und als gering eingeschätzten Gefahr zu schützen. Nur wenn ein Teil der Klientel schon durch gewalttätige Handlungen auffällig geworden ist, erscheint es sinnvoll, über das Normalmaß hinausgehende Vorsichtsmaßnehmen zu ergreifen.

Der Standort der Praxis sollte auf mögliche Unterstützung im Gefahrenfall eingeschätzt werden. Wer in einer großen Praxis in einem belebten Viertel arbeitet, wird das anders einschätzen als eine Therapeutin, die hauptsächlich nach 17.00 Uhr in einem dann leeren, anonymen Bürogebäude allein arbeitet. Im zweiten Fall kann die Anschaffung einer Gegensprechanlage sinnvoll sein, um zu sehen, wen man ins Gebäude lässt. Falls man sich mit bestimmten Patienten nicht sicher fühlt, wenn keine anderen Menschen in der Nähe sind, sollte man sie zu diesem Zeitpunkt nicht behandeln. Ein ängstlicher Therapeut kann seiner Tätigkeit nicht verantwortungsvoll nachgehen.

Kommt man zu der realistischen Einschätzung, dass es zu gewalttätigen Handlungen kommen kann, weil man beispielsweise einem hochaggressiven Patienten mitteilen möchte, dass man die Therapie nicht durchführen wird, ist es sinnvoll, Praxiskollegen oder Mitarbeitern anzukündigen, dass ein schwieriges Gespräch bevorsteht. Sie können dann wachsamer für die Geschehnisse im Nebenraum sein. Gibt es keine Kollegen, können auch andere Personen für die Dauer eines speziellen Gesprächs in der Praxis anwesend sein und bei Hilferufen unterstützen.

Wenn schon (ehemalige) Patienten oder Angehörige nach Arbeitsschluss auf den Therapeuten vor der Praxis gewartet haben und in einen unangemessenen Kontakt getreten sind, muss erwogen werden, ob man sich eine Zeitlang aus der Praxis abholen lässt oder die Praxis gemeinsam mit Kollegen verlässt.

Deeskalationsstrategien im Falle der Aggression anwenden

Bemerkt ein Therapeut, dass sein Gegenüber deutlich aggressiv angespannter wird, sind folgende Strategien hilfreich, um die Spannung zu reduzieren beziehungsweise nicht zur Erhöhung beizutragen:

- Atmen Sie einige Atemzüge bewusst ein und aus, um Ihre Körperspannung zu regulieren.
- Sprechen Sie den Patienten mit ruhiger Stimme und respektvoll an.
- Unterlassen Sie Körperhaltungen, die das Gegenüber als Drohung interpretieren könnte, also Sätze, die mit „Wenn Sie nicht ...“ beginnen, oder einen erhobenen Zeigefinger. Geben Sie dem Betroffenen Raum, damit er sich nicht eingeengt fühlt.

- Bieten Sie dem Patienten ein Glas Wasser oder einen Kaffee an.
- Behalten Sie im Bewusstsein, dass mit dem Gegenüber in diesem Zustand keine „vernünftigen" Gespräche möglich sind. Diskussionen sind jetzt wenig hilfreich, es geht nur darum, die Spannung zu reduzieren.

Selbstschutz als oberstes Gebot

Kommt es mit einem Patienten oder Angehörigen tatsächlich zu Androhung von Gewalt oder aggressiven Handlungen, ist der beste Schutz in der Regel eine Flucht aus der Situation. Dazu ist es wichtig, dass der Therapeut näher an der Tür sitzt als der Patient, damit dieser den Fluchtweg nicht versperren kann.

Professionelle Unterstützung bei Stalking in Anspruch nehmen

Fühlt sich ein Therapeut durch das Stalkingverhalten eines Patienten oder Angehörigen belästig, bedroht oder beeinträchtigt, ist es sinnvoll, rasch Kontakt zur Polizei oder zu Einrichtungen aufzunehmen, die auf den Umgang mit Stalking spezialisiert sind.

Die institutionellen Bedingungen in Kliniken kennen

Da es in psychiatrischen Einrichtungen beispielsweise durch psychotische oder intoxikierte Patienten zu körperlichen Angriffen kommen kann, sollte man die Sicherungs- und Schutzmaßnahmen der Klinik kennen, in der man arbeitet. Da die Informationen darüber nicht immer in der Einarbeitungszeit vermittelt werden, ist es wichtig, sich diese Informationen aktiv zu holen.

Zum Schluss

Beim Schiffbruch ist es zu spät,
schwimmen zu lernen.
(Dänemark)

8 Überschreiten von persönlichen Grenzen durch Patienten

Beispiel: „Ständig fragt sie mich was Persönliches!"

Sebastian F. (27) behandelt eine 58-jährige Frau mit einer Somatisierungsstörung. Anfangs fiel es ihm schwer, den Redefluss der Patientin zu unterbrechen, was ihm aber inzwischen ganz gut gelingt. Wie auch in der letzten Stunde möchte Sebastian F. mit der Patientin Verhaltensanalysen erstellen, um herauszufinden, warum sie sich häufig überfordert. Als er die Patientin fragt, was sie in der Situation gedacht hat, antwortet sie: „Was würden Sie da denken? Das würde mich interessieren." Zu einem späteren Zeitpunkt in der Stunde meint sie: „Ich weiß ja nicht, wie Sie sich in solchen Situationen fühlen, ich war jedenfalls ziemlich geknickt." Als Sebastian F. sich von der Patientin verabschiedet, bemerkt diese: „Ist ja auch nicht immer einfach, sich die ganzen Probleme anzuhören. Warum sind Sie eigentlich Psychologe geworden?" Als der Therapeut im Stationszimmer auf die Patientin angesprochen wird, seufzt er genervt: „Ständig fragt sie mich was Persönliches!"

Therapien finden in einer außergewöhnlichen Situation statt: In einem formalen Rahmen wird über ausgesprochen persönliche Themen gesprochen, wobei einer der beiden Menschen, die sich gegenübersitzen, von sich kaum etwas Persönliches berichtet. Immer wieder geschieht es mit oder ohne Absicht, dass Patienten die persönlichen Grenzen des Therapeuten überschreiten und nach Privatem fragen. Das kann ein typisches Verhalten von einem Patienten sein, es kann aber auch vorkommen, dass ein Patient ganz unvermittelt in der 17. Stunde eine sehr persönliche Frage stellt. Herausfordernd ist, dass der Therapeut seine Grenzen schützen möchte, das aber so zu gestalten versucht, dass es die therapeutische Beziehung nicht zu stark belastet. Gerade, wenn eine Frage sehr unvermittelt gestellt wird, oder die persönlichen Grenzen stark überschritten werden, gelingt Therapeuten dieser Spagat nicht immer zufriedenstellend, weil die persönliche Irritation im Moment zu groß ist.

Hilfreiche Einstellungen

- Für die meisten Patienten ist die Therapiesituation neu, sie kennen keine Regeln dafür. Die Asymmetrie der Beziehung muss erst gelernt werden.
- Es ist gut, wenn Therapeuten ihre eigenen Grenzen deutlich spüren, dann laufen sie weniger Gefahr, in dysfunktionale Beziehungen mit Patienten zu geraten.

Hilfreiche Strategien

Eigene Grenzen kennen

Wann Patienten eine Grenze überschreiten, hängt auch davon ab, wo die Grenzen des Therapeuten sind. Während sich die eine Therapeutin darüber freut, dass eine Patientin ihre neue Kette chic findet, möchte eine andere Therapeutin nicht auf ihr Äußeres angesprochen werden. Die eine findet das Kompliment über die Kette von einer Frau nett, von einem Mann aber unangebracht. Manche Therapeuten möchten am liebsten gar nichts über sich preisgeben, andere haben keine Bedenken, ihren Familienstand oder den Urlaubsort zu nennen. Beide Standpunkte sind sicher vertretbar und solange nicht lange Urlaubsgeschichten erzählt werden, verstößt es auch nicht gegen die Berufsordnung. Es ist wichtig, die eigenen Grenzen zu kennen, um diese so vertreten zu können, dass der Therapeut sich wohlfühlt. Gerade weil Therapeuten einen so nahen Kontakt mit ihrem Gegenüber haben, ist das Einhalten der persönlichen Grenzen wichtig, weil es einen Schutz für die Therapeuten darstellt. In Tabelle 2 sind Fragen von Patienten aufgeführt. Sie können sich überlegen, ob Sie diese Frage nie, immer oder nur bestimmten Patienten beantworten würden.

Zu welcher Einschätzung sind Sie gekommen? Bereitet Ihnen die Preisgabe bestimmter Informationen Unbehagen? Unterscheiden Sie stark, welchen Patienten Sie welche Informationen geben? Sind Sie sich klar darüber, was Patienten von Ihnen wissen dürfen und was nicht? Können Sie es sich zugestehen, wenn Sie enge Grenzen haben?

Tabelle 2: Reflexion über mögliche Fragen von Patienten

Fragen von Patienten	Nie	Immer	Nur bei bestimmten Patienten. Bei welchen?
Wie alt sind Sie?			
Sind Sie verheiratet?			
Glauben Sie an Gott?			
Haben Sie Kinder?			
Wohin fahren Sie denn in den Urlaub?			
Lesen Sie Krimis?			
Wo kaufen Sie denn die schönen Schuhe?			
Wie viele Stunden arbeiten Sie denn?			
Gehen Sie auch manchmal ins Café Meyer?			
Hatten Sie auch schon mal eine Krise?			
Wo kommen Sie denn ursprünglich her? Hessen?			
Wie lang ist denn Ihr Arbeitsweg?			
Ich habe Sie am Samstagabend in der Nähe des Kinos gesehen. Haben Sie den neuen James Bond angesehen?			
Sie sehen müde aus. Haben Sie heute Nacht schlecht geschlafen?			
Finden Sie, dass man seine Eltern lieben muss? Tun Sie das?			
Grün ist wohl Ihre Lieblingsfarbe, oder?			
Kann man von dem Beruf eigentlich gut leben?			

Grenzverletzungen markieren

Wenn man davon ausgeht, dass vielen Patienten das Therapiesetting unvertraut ist, müssen Therapeuten auch im Sinne der Selbstfürsorge darauf achten, dass Patienten die Spielregeln kennen und einzuhalten lernen. Ist eine Frage zu persönlich, wird das vom Therapeuten markiert. Das kann mit Sätzen geschehen wie: „Ich möchte mich nun lieber wieder auf Sie konzentrieren!", oder „Es geht hier ja nicht um mich, Sie stehen hier ja im Mittelpunkt." Lernen Patienten durch diese Hinweise nicht, kann es sinnvoll sein, das Verhalten anzusprechen: „Sie stellen sehr persönliche Fragen."

Eigene Grenzen durchsetzen

Reicht das Markieren von Grenzen nicht aus, ist es sinnvoll, das Verhalten auf der Metaebene anzusprechen. Das sollte rechtzeitig geschehen, damit es nicht vorwurfsvoll geschieht: „Mir ist aufgefallen, dass Sie mich häufiger auf etwas Persönliches ansprechen. Ich kann schon verstehen, dass es merkwürdig für Sie ist, dass Sie hier so viel Persönliches berichten und kaum etwas von mir wissen. Das unterscheidet eine therapeutische Situation von einer Alltagssituation, in der beide Teile etwas von sich erzählen. Es ist wie beim Arzt, der weiß oft intime Dinge über Menschen, die Patienten wissen aber nicht, ob und welche Krankheiten er hat." Werden noch weiter persönliche Fragen gestellt, ist die nächste Stufe, eigene Grenzen klar zu benennen und durchzusetzen: „Wir haben schon darüber gesprochen, dass Sie mir in jeder Stunde persönliche Fragen stellen. Ich möchte Sie bitten, das zu unterlassen. Um mich hier ganz auf Sie und Ihre Ziele konzentrieren zu können, muss ich mich während der Arbeit wohlfühlen. Das tue ich nicht, wenn Sie mir Fragen über meinen Glauben stellen. Das ist meine Privatsache. Bitte respektieren Sie das ab jetzt."

Die Motive des Patienten bedenken und in die Therapie einbeziehen

Meistens ist es entlastend, wenn plausible Hypothesen gefunden werden können, warum ein Patient persönliche Fragen stellt. Zuweilen reicht dann eine Information über das Setting aus, um das Verhalten zu verändern. Oft ist es gut, dem Patienten sein Verhalten zurückzumelden und einen hypothetischen Zusammenhang zu seinen Symptomen oder Interaktionsmustern herzustellen, der dann mit den Patienten besprochen werden kann. Mögliche Äußerungen und vermutete Motive finden sich in Tabelle 3.

Tabelle 3: Mögliche Äußerungen und vermutete Motive bei Fragen von Patienten

Äußerung	Beispiele für vermutete Motiven
„Haben Sie Kinder?“	Sorge, ob der Therapeut bestimmte Verhaltensweisen verstehen kann.
„Seit wann sind Sie in diesen Räumen hier?“	Eigene Themen vermeiden wollen.
„Wohin fahren Sie in den Urlaub?“	Neugier
„Kennen Sie dieses Problem auch in Ihrer Beziehung?“	Asymmetrische Therapiebeziehung nicht aushalten können und versuchen, auf eine gleiche Ebene zu kommen.
„Schaffen Sie es auch noch rechtzeitig in Ihre Mittagspause?“	Habituelles Kümmern um die Bedürfnisse anderer Menschen.
„Meinen Sie, dass man in einer schlechten Ehe ausharren muss?“	Rückversicherung in einer schwierigen Entscheidungssituation.
...	...

Vorsicht in sozialen Medien walten lassen

Wem seine persönlichen Grenzen in der Therapie wichtig sind, ist aufgefordert, zu überlegen, wie viel er von sich in den sozialen Medien preisgeben möchte. Für Patienten können Therapeuten wichtige Menschen sein, für die sie sich deshalb auch persönlich interessieren. Dementsprechend recherchieren sie möglicherweise im Internet. Es liegt in der Hand jedes Therapeuten, ob dabei Fotos der letzten Party zu sehen sind oder nicht.

Zum Schluss

Wer seine Grenzen kennt,
ist schon ein halber Weiser.
(John Galsworthy)

9 Verlieben in der Therapie

Beispiel: „Ich glaub, er hat sich in mich verliebt …"

Lena K. (29) sitzt ihrer Supervisorin sehr nachdenklich gegenüber: „Der Patient ist ein netter Mensch, keine Frage. Ich arbeite gern mit ihm, seine Ängste sind auch schon viel weniger geworden. In den letzten Wochen hat er mir allerdings immer wieder kleine Geschenke mitgebracht, mal Schokolade, mal ein paar Blumen. Am Anfang dachte ich, dass er einfach nur dankbar ist, dass es ihm jetzt so viel besser geht. Inzwischen befürchte ich allerdings, dass bei ihm noch andere Gefühle im Spiel sind. Er schaut mich oft ganz intensiv an oder weicht meinem Blick total aus, spricht mich auf meine Frisur oder auf meine Kleidung an und macht mir Komplimente. Und er betont natürlich, wie wichtig ihm die Therapie sei, dass er sich die ganze Woche auf den Termin freue und sehr viel über die Stunden nachdenke. Ich bin ziemlich verunsichert und weiß einfach nicht, was jetzt am besten tun soll. Ich glaub, er hat sich in mich verliebt …"

Dass Patienten sich in Therapeuten verlieben, ist sicherlich ein immer wieder auftretendes Phänomen. Therapeuten schenken ihren Patienten die volle Aufmerksamkeit, sind meistens empathisch und fürsorglich. Wie sie schweigsam am Frühstückstisch sitzen, sich stundenlang nicht zwischen zwei Blusen entscheiden können oder an jedem Essen etwas auszusetzen haben, bekommen die Patienten nicht mit. Das sind gute Voraussetzungen, um einen Therapeuten zu idealisieren. Manche Patienten finden ihren Therapeuten sympathisch, manche interessieren sich weniger für die Person, die ihnen gegenübersitzt, und andere verlieben sich. Das kann eine vorübergehende Schwärmerei sein, aber auch eine sehr ernste Angelegenheit, bei der intensive Gefühle eine Rolle spielen. Bemerkt der Therapeut die Gefühle, die ihm entgegengebracht werden, muss er irgendwie damit umgehen, um einen Eindruck zu gewinnen, wie sich die Gefühle des Patienten auf die Therapie auswirken. Die Schwierigkeit besteht unter anderem darin, dass die Person des Therapeuten plötzlich mit im Spiel ist. Es geht nicht mehr nur um die Gedanken und Gefühle des Patienten zu Dingen, die außerhalb der Therapie passieren, sondern um die eigene Person. Der privaten Person des Therapeuten sind Gespräche über diese Art von Gefühlen vielleicht unangenehm und er versucht, sie zu vermeiden. Der professionelle Teil des Therapeuten darf aber das Reden über diese Gefühle nicht vermeiden, was dieser auch weiß. Eine große Sorge von Therapeuten ist, dass sie ihre Patienten verletzen oder kränken könnten, wenn sie mit ihnen über das Verliebtsein sprechen. Das kann Therapeuten verunsichern, in Anspannung versetzen oder vermeiden lassen.

Hilfreiche Einstellungen

- Es darf mich verunsichern, wenn ein Patient mir mehr Gefühle entgegenbringt, als mir lieb ist.
- Es ist gut verständlich, dass die Besonderheiten der therapeutischen Situation bei manchen Patienten zu Verliebtheitsgefühlen führen.

Hilfreiche Strategien

Klar sein

Von Patienten, die verliebt sind, kann man nicht unbedingt erwarten, dass sie einen klaren und analytischen Blick auf das Geschehen in der Therapie haben. Umso mehr ist es die Aufgabe der Therapeuten, die Situation mit professionellem Blick zu betrachten und einzuschätzen. Die Analyse kann unter drei Aspekten erfolgen:
- Wie sind die Gefühle des Patienten zu erklären?
- Was lösen die Gefühle des Patienten in mir aus?
- Welche Konsequenzen ergeben sich für die Therapie?

Wie sind die Gefühle des Patienten zu erklären? Um eine klare Einschätzung der Situation zu bekommen, aus der Handlungskonsequenzen abgeleitet werden können, kann der Therapeut sich erinnern, ob der Patient schon etwas davon berichtet hat, welche Rolle das Thema „Verlieben" in seinem bisherigen Leben gespielt hat. Ist es jemand, der sich schnell verliebt, wenn er Nähe spürt? Oder jemand, der viel flirtet und dies sein typisches Interaktionsmuster ist? Vielleicht ist es aber auch ein Patient, der sich nur ganz wenige Male im Leben verliebt hat und nun glaubt, endlich am Ziel der Wünsche angekommen ist sein. Wichtig ist auch, ob es sich um einen Patienten handelt, der sehr schüchternen ist oder um einen eher freimütigen. Die derzeitige psychische Verfassung des Patienten sollte eingeschätzt werden: eher fragil, schwankend oder recht stabil?

Für den Umgang mit dem Verliebtsein in der Therapie, macht es einen Unterschied, ob man einen fragilen Patienten vor sich hat, der sehr einsam und schüchtern ist und nun alle Hoffnungen in die Beziehung zum Behandler setzt, oder einen relativ stabilen Menschen in prinzipiell guter Beziehung, der sich schnell verliebt und das auch gut einordnen kann.

Was lösen die Gefühle des Patienten in mir aus? In Tabelle 4 sind mögliche Gefühle und Gedanken aufgelistet, die das Verliebtsein des Patienten aufseiten des Therapeuten auslösen können.

Tabelle 4: Mögliche Gefühle und Gedanken aufseiten des Therapeuten

Gefühle	Mögliche Gedanken
Ärger	Oh nee, jetzt waren wir so gut in der Arbeit und nun kommt er damit um die Ecke!
Angst	Wie wird er das verarbeiten, wenn ich ihm sage, dass es keine Beziehung geben wird? Wird er sich was antun? Wird er mich verfolgen?
Schuld	Habe ich irgendwas dazu beigetragen, dass er sich in mich verliebt hat? War ich zu locker? Habe ich es zu spät bemerkt?
Hilflosigkeit	Was soll ich jetzt bloß machen? Wie soll ich reagieren?
Mitgefühl	Oh je, der Arme! Da verliebt er sich alle Jubeljahre einmal und dann ausgerechnet in mich. Das tut mir wirklich leid für ihn, ich hätte ihm etwas anderes gewünscht.
Abscheu	Ich muss mich sowieso jede Stunde überwinden, mit ihm zu arbeiten. Wenn ich schon sehe, wie er da devot vor mir sitzt, würde ich am liebsten gleich wieder rausgehen.
Freude	Na, auch mit fünfzig scheine ich noch Chancen zu haben!
Scham	Das hätte mir nicht passieren dürfen! Wenn das meine Kollegen mitbekommen – wie peinlich!
Neugierde	Na, was ist denn da jetzt geschehen?
…	…
…	…

Je nachdem welches Gefühl oder welche Gefühle dominieren, setzt man sich mit ihnen auseinander und versucht, sich klarer zu werden, ob die Gefühle berechtigt sind und welche Auswirkung sie auf den weiteren therapeutischen Prozess haben können. Fühlt sich beispielsweise ein Therapeut schuldig, dass er zum Gefühl des Patienten etwas beigetragen hat, gilt es, diese Frage in einer Supervision zu überprüfen. Hier kann in Ruhe geschaut werden, ob der Therapeut wirklich ungünstige Verhaltensweisen wie Mitflirten, zu persönliche Mitteilungen in der Therapie oder mangelnde Abgrenzung gezeigt hat. Ist das nicht der Fall, ist es leichter, das Schuldgefühl loszulassen. Bei Sorgen und Ängsten, dass der Patient den Therapeuten privat verfolgt, sollten die Befürchtungen konkret ausgesprochen werden: „Ich habe echt Angst, dass er dann abends bei mir zu Hause vor der Tür steht." Falls möglich, kann eine Einschätzung der Wahrscheinlichkeit gegeben werden:

„Bei ihm kann man das einfach nicht sagen, er ist so sprunghaft in seinem ganzen Leben, da stehen die Chancen 50:50." Nicht zuletzt werden konkrete Handlungsalternativen für die befürchteten Situationen besprochen oder erprobt: „Was würde ich tatsächlich machen, wenn er vor der Tür stünde? So wie ich ihn kennengelernt habe, kann man eigentlich immer mit ihm reden. Ich würde ihm nochmal klarmachen, dass ich das nicht möchte und er das bitte respektieren soll."

Welche Konsequenzen ergeben sich für die Therapie? Je nachdem zu welcher Einschätzung ein Therapeut kommt, sollte eine klare Haltung aus seinen Überlegungen resultieren. Dazu einige Beispiele:

Beispiele

- „Frau W. ist es gewohnt, Unsicherheit mit Flirtverhalten zu überspielen. Ich bin darauf vielleicht zu sehr eingegangen, habe mehr Scherze mit ihr gemacht als mit anderen Patientinnen. Das hat ihr Verhaltensmuster ungünstig verstärkt. Ich werde ihr Interaktionsmuster ansprechen und deutlich machen, dass ich ihre Verhaltensweisen verstärkt habe und dass das nicht bedeutet, dass ich verliebt bin. Ich werde sie fragen, ob Sie sich vorstellen kann, die Therapie weiterzuführen, falls ja, können wir ja nach drei Sitzungen nochmal reflektieren, ob die Arbeitsbeziehung wieder herstellbar war."
- „Herr D. ist ein sehr zurückgezogen lebender Mensch, der nur schwer Vertrauen fasst und sich oft einsam fühlt. Wahrscheinlich hat er seit Jahren nicht mehr so viel Aufmerksamkeit bekommen wie jetzt in der Therapie. In ihm sind nun viele Gefühle aufgekommen, die er gar nicht mehr für möglich gehalten hatte. Ihm traue ich nicht zu, dass er wieder zu einer guten Arbeitsbeziehung zurückfindet, dazu sind die Gefühle zu intensiv. Er braucht auf jeden Fall weiter Psychotherapie. Ich frage in meiner Intervisionsgruppe, wer ihn kurzfristig aufnehmen kann."
- „Herrn M. fand ich die ganzen Sitzungen schon eher unangenehm, irgendwie schleimig. Dass ausgerechnet er sich in mich verliebt, ist wirklich merkwürdig. Das ist mir zu viel, ich will nicht mehr mit ihm arbeiten, da ich ihn nicht mit voller Kraft und Empathie unterstützen kann. Ich werde ihm sagen, dass ich es für besser halte, wenn er den Therapeuten wechselt und ihm ein paar Kollegen nennen, von denen ich mir vorstellen kann, dass sie mit ihm besser zurechtkommen."
- „Frau P. ist eine attraktive Frau. Dass sie sich in mich alten Sack verliebt, schmeichelt mir doch sehr, das muss ich mir ja doch eingestehen. Das heißt, ich muss aufpassen, dass ich sehr klar mit ihr spreche, ihr deutlich sage, dass ich nicht in sie verliebt bin und ihr sagen, dass die Therapie ja sowieso bald zu Ende ist, und ihr vorschlagen, dass wir die nächste Therapiestunde erst in vier Wochen machen, falls nichts Akutes eine Sitzung erfordert."

Klar handeln

Ist dem Therapeuten klar, wie er mit dem Verliebtsein von einem Patienten umgehen möchte, ist es wichtig, das Thema rasch anzugehen und nicht zu vermeiden. Man kann es als therapieschädigendes Verhalten sehen, wenn der Therapeut seinen Ängsten und Unsicherheiten nachgibt und die „Störung", die durch die Gefühle des Patienten aufgetreten ist, nicht anspricht. Unausgesprochene Themen auf der Beziehungsebene nagen an den für die Therapie so wichtigen Bedingungen wie Aufrichtigkeit, Vertrauen und Wertschätzung. Auch wenn es im Moment sehr unangenehm sein kann, einem verliebten Patienten zu sagen, dass man nicht in ihn verliebt ist, entlastet diese klare Botschaft langfristig den Therapeuten. Auch deshalb, weil erst dann eine Entscheidung getroffen werden kann, ob und ggf. wie die Therapie weitergeführt werden kann. Da die meisten Therapeuten diese Situation nicht ständig erleben, kann es hilfreich sein, sich vorher gut zu überlegen, welche Worte gewählt werden, um nicht in der Therapiesituation ins Stottern zu geraten, was für beide Beteiligte verunsichernd sein kann. Bestenfalls spielt man die Situation mit einem Kollegen vorher durch, um ein Gefühl dafür zu bekommen, welche Wortwahl einem die größte Sicherheit vermittelt.

Die Enttäuschung aushalten, ohne sich schuldig zu fühlen

Die wahrscheinlichste Reaktion des Patienten auf die Mitteilung, dass der Therapeut die Gefühle nicht erwidert und unter Umständen die Therapie beendet wird, ist Enttäuschung. Er hat sich etwas anderes vorgestellt, von etwas geträumt, das sich nicht erfüllt. Und der Überbringer dieser Botschaft ist der Therapeut. Es ist keine angenehme Rolle, mit der Nadel in schillernde Seifenblasen zu stechen. Patienten reagieren ganz unterschiedlich auf die Mitteilung: Manche wischen das Thema schnell vom Tisch, andere beginnen zu weinen, manche beschimpfen den Therapeuten, dass er doch immer so nett war, wieder andere versinken in Trauer, Scham und Starre. Zu einem klaren Umgang mit der Situation gehört auch, dass Therapeuten mit diesen Reaktionen rechnen und sie aushalten. Der Patient hat ein Recht auf sein Gefühl und der Therapeut kann ihm dieses Gefühl jetzt nicht schnell ausreden, damit es ihm selbst besser geht. Therapeuten sind nicht schuld an den Gefühlen des Patienten, auch wenn sie sie auslösen. Das innere Mantra für eine solche Situation könnte lauten: „Puh, das ist jetzt echt schwer auszuhalten. Atme erst mal ein paar Mal tief ein und aus. Es fühlt sich schlecht an, und ich bin nicht schuld. Gibt ihm und dir Zeit!"

Ehrlich zu sich selbst sein: Bin ich auch verliebt?

Es kann sehr schwer sein, sich einzugestehen, dass man die Gefühle des Patienten erwidert. Jeder Therapeut weiß, dass es ein Kunstfehler ist, mit einem Patienten eine private Beziehung einzugehen und dass es die Approbation kosten kann. Demgegenüber stehen dann das aktuelle Gefühl von Faszination, der Wunsch nach körperlicher Nähe, Fantasien und manchmal auch die Hoffnung, einem Schwerkranken nur durch ein gemeinsames Leben helfen zu können. Ist man so verstrickt in die Gefühle des Patienten und die eigenen, ist eine professionelle Distanz kaum herstellbar. Deshalb ist der beste Weg, sich jemandem anzuvertrauen. Das kann ein Kollege sein oder ein Supervisor. Im Zweifelsfall kann die berufliche Existenz auf dem Spiel stehen, da hilft nur das Gebot der Ehrlichkeit sich selbst gegenüber, was sich im Gespräch mit anderen zeigt. Hilfreich ist eine Person, zu der Vertrauen vorhanden ist und von der man annimmt, dass sie nicht gleich verurteilt oder die Berufsordnung zitiert. Gefragt ist ein Resonanzboden für die eigenen Gefühle, Zweifel, Unsicherheiten. So lässt sich die Bedeutung des Gefühls beleuchten und ein Weg finden, wie eine Distanz zum Patienten hergestellt werden kann.

Zum Schluss

Wo Klarheit herrscht,
ist auch Ruhe,
oder entsteht doch nach und nach von selbst.
(Wilhelm von Humboldt)

10 Tod von Patienten

Beispiel: „Ich denke öfter an ihn.“

Polina S. (41) hört in der Praxis ihren Anrufbeantworter ab. Darauf hat die Schwester eines älteren Patienten gesprochen, den sie in den vergangenen zehn Jahren zweimal wegen Depressionen behandelt hat. Die Schwester teilt ihr mit, dass der Patient überraschend an einem Herzinfarkt gestorben sei. Polina S. kann die Nachricht erst gar nicht fassen. Der Patient, den sie in der letzten Woche noch gesehen hat, kam ihr immer sehr rüstig vor, Herzprobleme hatte es nie gegeben. Vor allem seine höfliche und aufmerksame Art hatten ihn ihr sympathisch gemacht. Er war immer dienstags um 12.00 Uhr zur Therapiestunde gekommen, ein Termin, der nie verändert wurde. Als Polina S. ein paar Wochen später zur Beerdigung geht, zu der sie ausdrücklich eingeladen ist, spricht sie der Schwester des Patienten ihr Mitgefühl aus und sagt: „Ich denke öfter an ihn.“

Patienten, die im laufenden Therapieprozess durch einen Unfall oder eine Erkrankung sterben, können bei Therapeuten ganz unterschiedliche Gefühle hervorrufen. Das wird von der Dauer und Qualität der Therapiebeziehung oder persönlicher Sympathie abhängen. Für alle Therapeuten stellt sich die Frage, wie sie mit dem unvollendeten Therapieprozess umgehen möchten. Hier ist noch zu unterscheiden, ob der Tod überraschend eingetreten ist oder absehbar war wie bei manchen Krebserkrankungen oder anderen fortschreitenden chronischen Erkrankungen. Der Umgang mit der Nachricht, dass ein Patient verstorben ist, hängt wesentlich davon ab, welche Erfahrung und Einstellung die Therapeuten mit dem Thema Tod haben. Für manche Therapeuten ist der Tod vielleicht noch etwas Abstraktes, mit dem sie bislang in ihrem Leben persönlich wenig Kontakt hatten. Andere haben selbst schon lebensbedrohliche Erkrankungen verarbeiten müssen oder dies bei Angehörigen hautnah miterlebt.

Hilfreiche Einstellungen

- Alle Gefühle, die im Zusammengang mit dem Tod eines Patienten auftreten, sind erlaubt.
- Jeder Mensch hat seinen eigenen Weg, um mit dem Tod von Menschen umzugehen – auch Therapeuten.

Hilfreiche Strategien

Sich Zeit nehmen

Es gibt immer eine spontane Reaktion auf die Nachricht vom Tod eines Patienten. Das kann von überrascht und schockiert bis zur Erleichterung gehen, dass ein bestimmter Mensch keine Qualen mehr ertragen muss. Im Praxisalltag ist in der Regel nicht sofort die Zeit, sich mit diesen Gefühlen zu beschäftigen, weil der nächste Patient vor der Tür steht. Es ist deshalb sinnvoll, sich zu überlegen, wann man sich mit der Nachricht beschäftigen kann. Gibt es demnächst eine Freistunde? Bleibt man an dem Tag länger in der Praxis oder gibt es in naher Zukunft einen Zeitpunkt, an dem man innehalten kann. Das hilft auch dabei, die Gedanken an den Toten, die zwischendurch kommen, auf diesen Zeitpunkt zu verschieben und sich wieder besser den aktuellen Patienten zuwenden zu können. Wenn die Zeit für die Beschäftigung dann da ist, kann sich der Therapeut einen Platz suchen, an dem er ungestört seinen Gefühlen und Gedanken nachgehen kann. Das kann der Therapieraum, aber auch eine Parkbank sein.

Dem eigenen Gefühl vertrauen und entsprechend handeln

Falls es möglich ist, lässt der Therapeut alle Gefühle und Gedanken, die sich im Angesicht des Todes des Patienten einstellen, möglichst unzensiert zu. Das könnten sein:

- Es ist unfassbar! Sie war ein so liebenswerter Mensch.
- Was soll aus den kleinen Kindern werden?
- Hätte ich ihr beim letzten Mal noch sagen sollen, dass ich sie so tapfer fand?
- Mein Gott, er ist genauso alt wie ich. Wirklich mitten aus dem Leben gerissen.
- Was für eine Erlösung! Beim letzten Telefonat konnte sie schon kaum mehr sprechen. Und sie wollte nun auch wirklich nicht mehr.
- Sein Tod erinnert mich sehr an den Tod meines Vaters.
- Was wird ihr Mann nun machen, der hat doch so an ihr gehangen. Das tut mir alles so leid.
- Ich hätte nicht gedacht, dass ich so niedergeschlagen sein würde.
- Merkwürdig, ich wusste zwar, dass sie bald sterben wird, aber dass es so schnell gehen würde, überrascht mich doch sehr.
- Wie wenig habe ich doch über sie gewusst?
- Warum hat sie die Operation nicht doch noch machen lassen?
- Ich bin so wütend, das durfte einfach nicht passieren!

Was ist das zentrale Gefühl, das sich einstellt? Hilflosigkeit, Trauer, Wut, Mitgefühl? Und welcher Impuls, welche Impulse ergeben sich daraus? Beispielsweise:

- Ich möchte zur Beerdigung gehen.
- Ich möchte noch einmal bewusst der Person gedenken.

- Ich möchte einem Angehörigen eine Beileidskarte schreiben.
- Ich möchte für ihn beten.
- Ich möchte die Akte schließen und mich nicht weiter damit beschäftigen.
- Ich möchte in meiner Intervisionsgruppe darüber sprechen.
- Ich möchte mich mit meinen persönlichen Verlusten noch einmal beschäftigen.

Es dient einem guten Abschied vom Patienten, wenn man seinen persönlichen Impulsen nachgeht. Grenzen sind durch Angehörige gesetzt, die vielleicht ein Begräbnis im allerengsten Kreis möchten, was selbstverständlich zu respektieren ist. Möchte man der Person noch einmal bewusst gedenken, um besser Abschied nehmen zu können, bietet sich ein Ritual an:

Abschiedsritual

Suchen Sie sich einen Ort für dieses Ritual aus, den Sie mit dem Toten verbinden. Das kann der Behandlungsraum sein oder eine Bank an einem See, weil die ehemalige Patientin oft berichtet hat, dass ihr ein Verweilen am See so gutgetan hat, oder ein Café, weil die Patientin dort die ersten Pausen verbracht hat, nachdem Sie über Selbstfürsorge mit ihr gesprochen haben. Stellen Sie sich nun die ehemalige Patientin vor ihrem geistigen Auge vor: Was fällt Ihnen dazu als erstes ein? Wie kam sie anfangs in die Sitzungen? Was hat sich während der Therapie verändert? Was hat Sie an der Patientin beeindruckt? Was mochten Sie nicht an ihr? Was haben Sie von der Patientin gelernt? Welchen letzten Satz möchten Sie gern in die Akte schreiben? Was wünschen Sie der Patientin? Was würden Sie ihr im Sinne einer Grabbeigabe gern mitgeben wollen?

Schreiben Sie einen letzten Satz oder ein paar Sätze auf eine Ansichtskarte, die zu der toten Patientin passt und legen Sie die Karte der Akte bei, die Sie dann bewusst schließen und an den Ort für abgeschlossene Therapien einordnen.

Eigene Verluste reflektieren

Sind Therapeuten mit dem Tod eines Patienten konfrontiert, kann das auch eine Erinnerung an eigene Verluste auslösen. Es kann sein, dass diese Erlebnisse gut verarbeitet sind und ihren Platz in der eigenen Biografie gefunden haben. Manchmal werden durch den Tod von Patienten aber auch Erinnerungen wachgerufen, die im Alltag eher vermieden werden. Folgende Trigger können beispielsweise eine Rolle spielen:

- Ein qualvoller, langsamer Sterbeprozess, der vielleicht an die Hilflosigkeit erinnert, die beim Sterben eines Angehörigen erlebt wurde.
- Die Ähnlichkeit des verstorbenen Patienten mit einem nahestehenden Menschen, den man verloren hat.
- Ein bestimmtes Gefühl, etwa dann, wenn sich der Therapeut gegenüber dem Patienten schuldig fühlt, etwas versäumt zu haben. Dieses Gefühl gibt es vielleicht auch noch gegenüber verstorbenen Verwandten oder Freunden.

- Die Unfassbarkeit des Todes, wenn ein relativ junger Mensch durch einen Unfall aus dem Leben gerissen wird und der Therapeut die Ohnmacht und Wut noch von einem ähnlichen, privaten Erlebnis in sich trägt.
- Die Häufung von Todesfällen in der Lebensgeschichte des Therapeuten, die ein Gefühl des Verlassenwerdens auslöst.
- Die Ähnlichkeit von Krankheiten vom verstorbenen Patienten und dem Therapeuten selbst. Stirbt ein Patient an Darmkrebs, den der Therapeut vor ein paar Jahren selbst überwunden hat, kann das Erinnerungen an eine sehr schwierige Zeit und auch Angst vor dem eigenen Tod auslösen.
- Die Konfrontation damit, das eigene Leben in existenziellen Fragen nicht kontrollieren zu können.
- Das Gefühl, einen Menschen immer noch sehr zu vermissen, den man durch Tod oder Trennung verloren hat.
- etc.

Unterstützung in Anspruch nehmen

Stellt ein Therapeut fest, dass ihn das Thema Tod, Verlust oder Abschied immer wieder sehr beschäftigt, ist es wichtig, sich das einzugestehen und nach einem Weg zu suchen, um einen guten Umgang damit zu finden. Es kann sonst passieren, dass Therapeuten Angst vor dem Thema entwickeln und sich das ungünstig auf die Arbeit mit Patienten auswirkt, die das Thema in die Therapie einbringen. Weder ein salopper, bagatellisierender, noch ein gänzlich vermeidender Umgang helfen den Patienten im Gespräch über den Tod weiter. Unterstützung in der Auseinandersetzung mit dem Thema Tod können Therapeuten im kollegialen Austausch, in der Supervision oder einer Einzel-oder Gruppenselbsterfahrung finden. Für manche sind auch Gespräche mit Freunden oder einem Theologen entlastend. Entscheidend ist, den Mut zu finden, sich anderen mit diesem Thema anzuvertrauen.

Zum Schluss

Das schönste Denkmal,
was ein Mensch bekommen kann,
steht im Herzen der Mitmenschen.
(Albert Schweitzer)

11 Suizid von Patienten

Beispiel: „Damit muss ich erstmal fertig werden … "

Jan E. (30) arbeitet auf einer Station für affektive Störungen. Insgesamt ist er ganz zufrieden mit seiner Stelle, das Verhältnis zum Oberarzt könnte besser sein. Mit seinen anderen Kollegen versteht er sich recht gut. Zu Beginn seiner Tätigkeit hat er sich oft Sorgen über schwer depressive Patienten gemacht, weil er schlecht einschätzen konnte, ob sie sich etwas antun würden. Inzwischen fühlt er sich viel sicherer, Krisengespräche führen meistens zu einem befriedigenden Ergebnis, und zu Hause denkt er wenig an die Klinik. Umso mehr schockiert ihn eine SMS von einer ärztlichen Kollegin am späten Abend, in der steht, dass sich seine Patientin Frau M. vor einen Zug geworfen habe und tot sei. Er kann die Nachricht erst gar nicht fassen, ruft die Kollegin an und erfährt, dass die Patientin unbemerkt die Klinik verlassen und sich zu den Schienen in der Nähe der Klinik begeben habe. Sie sei offenbar sofort tot gewesen. Als ihn der Oberarzt am nächsten Tag zum Gespräch bittet, murmelt Jan E.: „Damit muss ich erstmal fertig werden …"

Auch wenn Psychotherapeuten wissen, dass ein Suizid ein möglicher Ausgang einer schweren psychischen Störung ist, verunsichert es sie oft sehr, wenn es eigene Patienten betrifft. Bei manchen Patienten, die man vielleicht noch kaum kannte, ist eine professionell-rationale Einordung des Geschehens gut möglich. Andere Suizide hängen möglicherweise noch Monate oder Jahre emotional nach. Das wird von der Beziehung zum Patienten, den Todesumständen, der Berufserfahrung, der Einstellung zum Suizid, den Reaktionen anderer und vielen anderen Faktoren abhängen. Viele Sorgen von Psychotherapeuten beschäftigen sich mit möglichen Suiziden und deren potenziellen Folgen.

Hilfreiche Einstellungen

- Ein Teil der schwer psychisch kranken Patienten schafft es trotz Unterstützung nicht, sich für das Weiterleben zu entschließen, weil das Leiden zu groß ist. Vielleicht ist es für einen Gesunden nicht möglich, diese Entscheidung in all ihren Dimensionen zu erfassen und wirklich zu verstehen.

- Die Verunsicherung nach einem Suizid eines Patienten ist vollkommen normal, denn mit dem Suizid werden existenzielle Fragen im Hinblick auf Leben und Tod aktiviert, aber auch grundsätzliche Fragen der Psychotherapie und ihrer Grenzen.

Hilfreiche Strategien

Gefühle und Gedanken zulassen

Beim Thema Suizid wird immer wieder beschrieben, dass Angst und Schuld zentrale Emotionen sind, die ausgelöst werden. Angst vor den rechtlichen Folgen, vor der Reaktion des Arbeitgebers oder den Angehörigen scheinen am häufigsten zu sein. Eng verknüpft mit Schuldgefühlen ist auch die Angst, etwas falsch gemacht oder übersehen zu haben. Doch mag es auch andere Gefühle geben, die durch den Suizid eines Patienten ausgelöst werden. Gerade Gefühle wie Angst, Scham und Schuld beinhalten eine vermeidende Komponente, die eine aktive Auseinandersetzung mit diesen Gefühlen schwerer macht. Ärger und Enttäuschung gegenüber einem verzweifelten Menschen zu empfinden, der jetzt tot ist, kann ebenfalls schambesetzt sein, was verhindern kann, diese Gefühle zuzulassen. So können innere Tabuzonen im Hinblick auf einen Suizid entstehen, die eine angemessene Verarbeitung sehr behindern können. Tabelle 5 kann helfen, sich über die Gefühle klarer zu werden, die direkt bei der Nachricht eines Todes durch Suizid ausgelöst werden. Sie kann aber auch später hilfreich sein, wenn bemerkt wird, dass ein Suizid noch länger beschäftigt. Wie sind die Reaktionen auf die folgenden Gefühle und Sätze? Gibt es Elemente, bei denen sofort ein „Ja, genau!“ ausgelöst wird oder auch welche, die eine heftige Abwehrreaktion hervorrufen („So ein Quatsch, ich bin doch nicht enttäuscht!“).

Tabelle 5: Welche Gefühle löst der Suizid bei mir aus?

Gefühle	Mögliche Gedanken
Angst	Welche Konsequenzen hat das für mich?
Schuld	Das hätte ich vorher merken müssen. Ich habe nicht genug getan. Ich hätte ihn noch einmal anrufen müssen.
Hilflosigkeit	Ich verstehe das alles nicht und weiß nicht, was ich jetzt tun soll.
Scham	Am liebsten würde ich das keinem erzählen. Ich halte das nicht aus, wenn die anderen mich danach fragen.
Mitgefühl	Das tut mir so leid. Wie schlecht muss es ihr gegangen sein, dass sie sich zu diesem Schritt entschlossen hat?

Tabelle 5: Fortsetzung

Gefühle	Mögliche Gedanken
Enttäuschung	Er hat mir noch in die Hand versprochen, dass er sich nichts antun wird. Kaum eine Stunde später hat er sich erhängt, das hätte ich nicht von ihm erwartet – vor allem, weil wir uns schon so lange kannten.
Erleichterung	Dem Patienten ging es schon so viele Jahre so schlecht. Nichts konnte ihm helfen. Er wollte sich schon seit Jahren umbringen, weil er so gelitten hat. Nun hat sein Leid ein Ende.
Trauer	Es tut einfach nur weh.
Ärger	Wie oft habe ich ihm gesagt, dass er sich melden soll, wenn es ihm schlecht geht! So stolz, dass er lieber stirbt, als Hilfe anzunehmen!
Verunsicherung	Wie geht es jetzt weiter? Wie soll ich den Angehörigen begegnen? Werde ich nun übervorsichtig, wenn es einem Patienten sehr schlecht geht?
Wut	Es kann doch einfach nicht wahr sein, dass das Schicksal so grausam ist.

Gefühle und Gedanken differenzieren

Wenn einem Therapeuten bewusst ist, welche Gefühle und Gedanken ihn bewegen, gilt es, sie genauer zu betrachten, und ein vielleicht noch diffuses Gefühl konkreter zu fassen. Abbildung 3 zeigt, wie so ein innerer Prozess aussehen könnte.

In diesem Beispiel wird deutlich, dass es vor allem eine Angst vor der Hilflosigkeit ist, die der Therapeut empfindet. Die Hilflosigkeit bezieht sich darauf, dass sich am Geschehen nichts mehr ändern lässt, und darauf, dass er nicht weiß, wie er dem Angehörigen begegnen soll. Bei der differenzierten Betrachtung könnte aber auch gesehen werden, dass ein Therapeut sich sehr schuldig fühlt, weil er dem Impuls, eine bestimmte Frage in der letzten Therapiestunde zu stellen, nicht nachgegangen ist oder im Nachhinein den Eindruck hat, dem Pflegepersonal nicht genug verdeutlicht zu haben, wie schlecht es dem Patienten ging. Erst wenn diese Gefühle und Gedanken so konkret sind, können sie verändert werden. Diffuse Ängste, allgemeine Schuldgefühle oder tiefe Enttäuschung können kaum relativiert werden, wenn sie als unsichtbare, große Gespenster empfunden werden. Es lohnt sich also, genau hinzuschauen, wenn starke Gefühle nach einem Suizid belasten. Dies gilt auch für das Gespräch im Kollegenkreis. Sicher ist es gut, erst einmal beruhigt, getröstet und aufgefangen zu werden. Beschäftigt ein Suizid aber länger, ist es hilf-

Wo spürst du etwas, wenn du an den Suizid denkst?

Irgendwo im Bereich Brust.

Leg mal die Hand drauf und spür, was du genau fühlst.

Als wäre ein Stein auf der Brust, es ist schwer und eng.

Was ist das für ein Gefühl?

Angst, richtige Angst.

Weißt du wovor?

Nee ...

Welches Bild taucht in dir auf, wenn du dich auf das Gefühl konzentrierst?

Ich sehe den Ehemann vor mir.

Was tut er? Was sagt er?

Er macht mir Vorwürfe, sagt: „Das hätten Sie doch merken müssen! Wie konnte das passieren? Und Ihnen haben wir vertraut ...“

Wie geht es dir jetzt?

Ich fühle mich vollkommen hilflos. Ich weiß einfach nicht, was ich ihm sagen soll. Ich bin mit meinem Latein am Ende. Es ist passiert, und ich kann es nicht mehr ändern. Was soll ich dem verzweifelten Mann denn sagen? Es hilft doch jetzt nichts mehr ...

Abbildung 3: Prozess zur Differenzierung von Gefühlen und Gedanken

reicher, nicht beschwichtigt zu werden, sondern den Raum für eine genaue Betrachtung der Gedanken und Gefühle zu haben.

Gefühle und Gedanken akzeptieren und bearbeiten

Je nachdem, welche Gefühle und Gedanken besonders belasten, gibt es ganz unterschiedliche Möglichkeiten, mit ihnen umzugehen. Hier werden exemplarisch verschiedene aufgezeigt.

Sich Zeit lassen. Ist ein Suizid schwer zu verarbeiten, bedarf es Zeit. Es ist nicht immer möglich, direkt in die Alltagsroutine überzugehen und einfach weiterzumachen. Es gilt dann zu akzeptieren, dass dieses Ereignis etwas ausgelöst hat, was es schwer macht, davon loszulassen. Die Verarbeitung bedarf dann Zeit und Aufmerksamkeit. Es kann aber auch sein, dass ein Suizid nicht sehr viel auslöst und tatsächlich sehr schnell verarbeitet werden kann, auch diese kurze Zeit ist vollkommen in Ordnung.

Gedanken überprüfen. Gerade, wenn Befürchtungen, Schuldgedanken und Sorgen vorhanden sind, ist zu überlegen, welche Möglichkeiten es gibt, diese Gedanken zu überprüfen. Das könnte beispielsweise in Tabelle 6 dargestellt aussehen.

Tabelle 6: Realitätsprüfung von Gedanken

Gedanke	Realitätsprüfung
Mein Chef könnte mich jetzt für unfähig halten.	Gespräch mit dem Chef suchen, Sorge besprechen und um Rückmeldung bitten.
Ich halte es nicht aus, dass Kollegen davon erfahren.	Bewusst auf vertraute Kollegen zugehen und mit ihnen über den Suizid sprechen.
Habe ich etwas übersehen?	Mit einem Supervisor die Therapie noch einmal nachvollziehen und prüfen, ob es Anzeichen gab, die übersehen wurden. Gab es eine Chance, sie zu sehen?
Ich habe Angst, dass ich verklagt werde.	Rechtsberatung in Anspruch nehmen.
...	...

Sich metakognitiv von störenden Gedanken distanzieren. Falls es Gedanken gibt, die sich nicht überprüfen lassen, und die als nicht hilfreich erlebt werden, können Strategien zur Distanzierung angewendet werden. Nach dem metakognitiven Ansatz ist es wichtig, nicht auf die Inhalte der Gedanken einzugehen, sondern sich von ihnen zu distanzieren. Dabei helfen vor allem zwei Fragen:

1. Hilft es mir jetzt, diesen Gedanken weiterzuverfolgen?
2. Hat es mir je geholfen, diesen Gedanken weiterzuverfolgen?

Kreist also beispielsweise immer wieder der Gedanke durch den Kopf „Hätte ich aufmerksamer sein müssen?", ohne dass darauf eine befriedigende Antwort gefunden wird, wäre der innere Dialog: *„Stopp! Hilft es mir jetzt, diesen Gedanken weiterzuverfolgen? Nein. Hat es mir jemals geholfen, diesen Gedanken weiterzuverfolgen? Nein."*

Dieser innere Dialog kann immer wieder wiederholt werden, bis eine Distanz geschaffen ist. Gut verbinden lässt er sich auch mit dem Gebot „Tue, was die Situation erfordert". Das bedeutet, wenn der Gedankenkreisel verlassen ist und eine Distanz geschaffen wurde, wendet man die Aufmerksamkeit wieder dem zu, was gerade getan werden muss: Wäsche aufhängen, Bericht schreiben, zum Einkaufen fahren, Patienten begrüßen etc.

Manchen Therapeuten hilft es auch, sich von als dysfunktional eingestuften Gedanken symbolisch zu distanzieren. Dazu kann man zum Beispiel die Gedanken aufschreiben und aus dem Blatt ein Schiffchen falten und es auf ein Gewässer setzen. Immer wenn die Gedanken wieder auftauchen, stellt man sich vor, wie das kleine Papierboot langsam vom Wasser davon getragen wird.

Sich durch expressives Schreiben distanzieren. Pennebaker und Beall haben 1986 (vgl. Pennebaker, 2009) die Methode des expressiven Schreibens zur Verarbeitung von emotionalen Belastungen veröffentlicht. Auch sie ist geeignet, die Belastungen durch einen Suizid zu reduzieren. Dazu schreibt der Betroffene an mindestens drei/vier Tagen nacheinander mindestens 15 Minuten über ein belastendes Ereignis. Wichtig ist, dass dieses Schreiben ungestört geschehen kann und vollkommen klar ist, dass das Geschriebene von keinem anderen gelesen wird. Es ist gut, nicht direkt vor dem Zubettgehen zu schreiben und nach dem Schreiben etwas Zeit für sich zu haben. Es wird alles aufgeschrieben, was zum belastenden Ereignis gedacht und gefühlt wird, so ehrlich wie es möglich ist. Es ist ein ganz privater Text, der alles enthalten kann, was zum Zeitpunkt des Schreibens gedacht und empfunden wird. Es ist normal, dass viele Gefühle durch das Schreiben aktiviert werden oder es zu einer kurzzeitigen Verschlechterung der Stimmung kommt. Langfristig fördert das expressive Schreiben die emotionale Verarbeitung.

Sich vom Patienten verabschieden

Sind die aktuellen Gedanken und Gefühle klarer, kann überlegt werden, wie man sich von einem Patienten verabschieden möchte, den man durch Suizid verloren hat. Handelt es sich um einen Patienten, dessen Suizid man schnell verarbeiten konnte, reicht es vielleicht aus, bewusst die Akte zu schließen. Ist die Betroffenheit stärker, können Rituale angewandt werden, wie sie im vorhergehenden Kapitel beschrieben sind. Manchmal ist das Bedürfnis sehr stark, dem Patienten noch etwas zu sagen. Da kann ein Brief helfen, den man dem Patienten schreibt und alles mitteilt, was man ihm noch sagen möchte.

Arbeitet man in einem Team, sollte gemeinsam überlegt werden, wie man sich verabschieden möchte. Das kann in Form eines gemeinsamen Kaffeetrinkens sein, bei dem man ein Foto aufstellt, falls eins vorhanden ist. Vielleicht möchten Teammitglieder auch noch gute Wünsche für den Verstorbenen aufschreiben oder einfach nur über ihn sprechen.

Die eigene Haltung zum Suizid reflektieren

Die eigene Haltung zur Selbsttötung spielt eine große Rolle bei der Reaktion auf Patientensuizide. Sie hängt von den Erfahrungen ab, die Therapeuten im privaten und beruflichen Leben gemacht haben, von religiösen und spirituellen Einstellungen, gesellschaftlichen Entwicklungen und vielem mehr. Die folgenden Fragen können helfen, die eigene Haltung zu reflektieren:

- Kann ich mir eine Situation vorstellen, in der ich mir ernsthaft überlege, dass ein Suizid die einzige Lösung für mich wäre? Wie müsste diese Situation aussehen?
- Verbiete ich mir den Gedanken an einen Suizid?
- Ist ein Suizid für mich persönlich keine Option?
- Kann ich akzeptieren, dass Menschen diesen radikalen Weg wählen? Wenn ja, bei wem und unter welchen Umständen?
- Gibt es aus meiner Sicht ein Recht auf Selbsttötung?
- Was sagt mein Glauben zur Selbsttötung? Gibt mir das eine Orientierung oder gerate ich dadurch in moralische Konflikte?
- Habe ich nahestehende Menschen durch Suizid verloren? Habe ich das inzwischen gut verarbeitet? Beeinflussen diese Erfahrungen meine Einstellung? Wie?
- Hat sich meine Einstellung im Laufe der Jahre verändert? Wie? Durch was?
- Spreche ich mit anderen Menschen über das Thema und die Bedeutung, die es für mich persönlich hat?

Es lohnt sich, Menschen zu finden, mit denen man über die Themen Tod und Suizid sprechen kann, um die eigene Einstellung zu finden beziehungsweise weiterzuentwickeln. Eine reflektierte Haltung kann zur Sicherheit im Umgang mit Suizidalität und vollendeten Selbsttötungen sehr hilfreich sein.

Zum Schluss

Schwierige Zeiten sind niemals verlorene Zeiten.
(Rainer Maria Rilke)

12 Begrenzte psychotherapeutische Möglichkeiten

Beispiel: „Mein Optimismus war auch schon mal größer ..."

Margret K. (50) ist seit vielen Jahren Mitglied einer engagierten Intervisionsgruppe mit Kolleginnen und Kollegen, die zwischen 20 und 25 Jahren Berufserfahrung haben. Margret K. ist heute sehr nachdenklich und beginnt zögerlich mit ihrem Anliegen: „Bei mir geht es heute nicht um einen konkreten Patienten. Ich weiß auch nicht, irgendwie frage ich mich in letzter Zeit öfter, wie viel Psychotherapie bei manchen Patienten wirklich bringen kann. Klar, es gibt immer Menschen, denen tut eine Psychotherapie augenscheinlich gut, die profitieren davon. Aber im Laufe der Jahre häufen sich auch Patienten in meiner Praxis, bei denen ich von Anfang an weiß, dass die Perspektive sehr begrenzt ist. Entweder haben sie schon lange Krankheitsgeschichten hinter sich oder sie leben in so schwierigen Verhältnissen, dass ich mir kaum vorstellen kann, wie sie da wieder rauskommen sollen. Manche sind einfach so schwer gestört, dass ich mir kein Setting vorstellen kann, in dem sie wirklich geheilt werden könnten. Früher war ich da viel zuversichtlicher, viel überzeugter, dass man mit guter Psychotherapie eine Menge erreichen kann. Ihr seht: Mein Optimismus war auch schon mal größer ..."

Während sich Therapeuten zu Beginn der Tätigkeit eher mit den Grenzen der eigenen Kompetenz auseinandersetzen, wird im Laufe der Berufsjahre die Frage der Grenzen von Psychotherapie wichtiger. Es wird immer Patienten geben, denen man trotz aller Mühe, therapeutischer Erfahrung und bester Ausbildung nicht wird helfen können, ihre Störung zu überwinden. An diese Grenze zu stoßen, verunsichert Therapeuten, lässt sie manchmal ihre gesamte Tätigkeit infrage stellen oder löst Versagensgefühle aus.

Hilfreiche Einstellungen

- Angesichts des vielen Leids, das Psychotherapeuten sehen, kostet es Kraft, immer wieder stellvertretend zuversichtlich für die Patienten zu sein. Auch bei Therapeuten darf dieser Optimismus zeitweise einmal geringer sein, alles andere wäre übermenschlich.

- Je länger ein Beruf ausgeübt wird, desto besser ist auch die Einschätzung von realen Grenzen. Am Anfang der Berufstätigkeit wird Stagnation oder Misserfolg häufig auf die eigenen begrenzten Kompetenzen attribuiert. Mit steigender Erfahrung kann früher eingeschätzt werden, wo die Grenzen von Psychotherapie oder einem bestimmten Setting liegen.

Hilfreiche Strategien

Das eigene Gefühl überprüfen

Die subjektive Einschätzung der Wirksamkeit von Psychotherapie hängt vermutlich auch von der aktuellen Lebenszufriedenheit und Stimmung eines Therapeuten ab. Gut erholt durch einen dreiwöchigen Urlaub wird der Nutzen von Therapie vielleicht anders eingeschätzt als erschöpft am Ende eines dunklen und arbeitsreichen Novembers. In einer Phase frischer Verliebtheit wird die berufliche Tätigkeit anders bewertet als oft genervt durch zwei pubertierende Kinder. Der Verlust an Zuversicht kann also auch eine Folge des eigenen Erschöpfungs- oder Unzufriedenheitsgrades sein. Ertappt man sich bei Sätzen wie „Die Patienten werden auch immer kränker“, „Das nutzt doch sowieso alles nichts“ oder „Was soll *ich* denn daran ändern?“, kann es hilfreich sein, sich zu fragen, wie viele Kraftreserven man aktuell hat. Werden die als eher niedrig eingeschätzt, ist es derzeit nicht sinnvoll, über die Wirksamkeit von Psychotherapie nachzudenken, es ist dann einfach der falsche Zeitpunkt. Der ständige Zweifel an der Tätigkeit raubt zusätzliche Kräfte, was eine Negativspirale von pessimistischen Gedanken und Erschöpfung in Gang setzen kann.

Ohnmacht aushalten lernen

Im Laufe der Jahre treffen Therapeuten immer wieder auf Patienten, denen sie gar nicht oder nur sehr begrenzt helfen können. Manchmal bleibt die Angst eines Patienten vor einer Veränderung größer als die Motivation, eine schädigende Situation zu verlassen. Manche Patienten sind so gequält durch ihre psychischen Symptome, dass sie sich irgendwann zu einem Suizid entschließen, andere Patienten bleiben trotz Mühen auf allen Seiten auch nach jahrelanger stationärer und ambulanter Therapie schwer psychisch krank. Als Psychotherapeut bekommt man einen sehr tiefen Einblick in das Leid dieser Menschen, man spürt die Hoffnungslosigkeit, Verzweiflung oder andauernde Getriebenheit. Falls sich in der Therapie kaum etwas verändert, erleben Therapeuten dann Gefühle von Hilflosigkeit und Ohnmacht: Ein Patient sitzt verzweifelt vor dem Therapeuten, berichtet über langjährige Bemühungen und verschiedenste Therapien, und der Therapeut spürt, dass auch er, in den nun Hoffnung gesetzt wird, nichts ausrichten kann, was die Lebensqualität des Gegenübers entscheidend verbessern kann. Das auszuhalten, ist eine schwere Aufgabe. Manchmal wird sie durch Aktionismus vermieden. Dann werden noch bessere Klinken gesucht, die Frequenz der Therapie erhöht oder viele Vorschläge gemacht. Man kann einfach nicht akzeptieren, dass eine Grenze erreicht ist, dass man nicht mehr viel tun kann. Statt Aktionismus, Zynismus oder Fatalismus, alles Phänomene, die Ausdruck der Vermeidung des Ohnmachtsgefühls sein können, erscheint es wichtig, sich die Ohnmacht und Hilflosigkeit einzugestehen. Der innere Dialog könnte somit heißen: „Ich kann diesem Patienten nicht sehr viel helfen. Er ist zu krank, als dass es momentan Möglichkeiten gäbe, sein Leid wesentlich zu lindern. Ich kann es schlecht aushalten, nicht viel machen zu können. Ich empfinde es als Versagen. Und ich will nicht akzeptieren, dass es keinen guten Ausweg gibt. Damit helfe ich ihm allerdings vermutlich nicht. Ich bin nicht allmächtig, sondern manchmal eben ohnmächtig. Das fühlt sich jetzt nicht gut an. Und es ist jetzt so. Ich lerne, das Gefühl für diese Situation anzunehmen, in anderen Situationen spüre ich ja, dass ich Einfluss habe und etwas bewirken kann. Das ist tröstlich."

Mitgefühl ausdrücken

Gelingt es, sich selbst die Grenze der Psychotherapie einzugestehen, ist es auch besser möglich, den Patienten in seinem Leid zu sehen und Mitgefühl auszudrücken. Möglicherweise wird damit nicht die Hoffnungslosigkeit des Patienten verstärkt, was viele Therapeuten befürchten, sondern ein Druck vom Patienten genommen: er muss nicht wieder etwas ausprobieren, das bislang trotz aller Mühen keine Veränderung bewirkt hat. Das trägt eher zur Akzeptanz einer schweren Erkrankung bei und ermöglicht Offenheit für das, was zur Linderung der Symptome beitragen kann.

Das schätzen, was möglich ist

Therapeuten und Patienten tut es gut, bei schweren Erkrankungen nicht nur auf das zu schauen, was alles nicht (mehr) möglich ist. Vielmehr ist es wichtig, einen offenen Blick für das zu haben, was noch geht. Das mögen vermeintliche Kleinigkeiten sein wie das Finden einer Musik, die die Stimmung stabilisiert, oder eines Films, der Ablenkung bietet. Für einen Betroffenen können diese scheinbaren Kleinigkeiten einen großen Wert für die Lebensqualität haben.

Schweres Leid auf mehrere Schultern verteilen

Die Kombination von schwerem Leid und dem Gefühl, allein für das Wohlergehen verantwortlich zu sein, erhöht die Belastung von Therapeuten sehr. Deshalb ist es wichtig, bei schwer kranken Patienten die Angehörigen einzubeziehen und die

Stellen zu kennen, die eine weitere Unterstützung bieten können (Sozialpsychiatrischer Dienst, Kontaktcafé, Selbsthilfegruppen und so weiter). Die Hauptaufgabe einer Therapie kann darin liegen, die Patienten darin zu unterstützen, eine Anbindung an diese Stellen zu bekommen und aufrechtzuerhalten. Hier gilt es auch, die Verantwortung für die mögliche Lebensqualität beim Patienten zu belassen. Es ist nicht notwendig, den Kontakt zu bestimmten Stellen selbst zu initiieren, das ist die Aufgabe des Patienten.

Realistische Ziele setzen

Der Optimismus leidet auch dann, wenn immer wieder zu hohe Ziele für eine psychotherapeutische Behandlung gesetzt werden. Das Gefühl, nicht viel erreicht zu haben, ist dann vorprogrammiert. Eine gute Zielplanung zu Beginn der Therapie lohnt sich, denn in ihr kann reflektiert werden, was für diesen Patienten zu diesem Zeitpunkt erreicht werden kann. „Aufbau von sozialer Kompetenz" ist so allgemein formuliert, dass Therapeuten immer etwas finden können, was ein Patient am Ende der Therapie noch nicht kann, was eher pessimistisch stimmt. Ziele wie „Der Patient kann man Ende der Therapie regelmäßig zu einer Selbsthilfegruppe gehen" oder „Der Patient ist in der Lage, den Kontakt zu Orthopäden und Physiotherapeuten so zu gestalten, dass seine Schmerzen ernst genommen werden" sind überprüfbar und befriedigender für Therapeuten und Patienten.

Den eigenen Gefühlen Raum geben

Die Grenzen der psychotherapeutischen Arbeit zu spüren und trotzdem zuversichtlich zu bleiben, erfordert einerseits Möglichkeiten der Entlastung, andererseits aber auch einen disziplinierten Umgang mit den entstehenden Gefühlen. Kurzfristig ist es sicher gut und entlastend, mit Kollegen zu sprechen und einfach mitzuteilen, wie schwer eine bestimmte Erkrankung oder ein Schicksal belastet. Langfristig lohnt es sich, die eigenen Gefühle von Hilflosigkeit, Ohnmacht, Wut oder Enttäuschung genauer zu betrachten. Gemeinsam mit Intervisionspartnern oder einem Supervisor gilt es herauszufinden, was es so schwer macht, Grenzen der eigenen Tätigkeit zu spüren: Welche wichtigen Motive werden dann behindert? Welche Erfahrungen werden aktiviert? Mit diesen Hypothesen kann dann vielleicht ein Umgang mit Grenzen gefunden werden, der leichter für den Therapeuten ist.

Zum Schluss

Weisheit ist die Anerkennung der eigenen Grenzen.
(Paul Tillich)

13 Zweifel am messbaren Erfolg von Therapien

Beispiel: „Manchmal wäre ich lieber Schreiner …"

Joachim D. (30) hört seinen Kolleginnen und Kollegen in der Intervisionsgruppe zu, die über einen Patienten diskutieren und Hypothesen aufstellen, warum es in der Therapie nicht so läuft wie geplant. Es wird über die Motivation des Patienten spekuliert, die ursprüngliche Diagnose infrage gestellt, Funktionalitäten erwogen, das therapeutische Vorgehen erörtert, der mangelnde Fortschritt relativiert, die Beziehung zum Patienten bedacht, Medikamente besprochen. Unvermittelt sagt Joachim D.: „Manchmal wär' ich lieber Schreiner!" Die anderen schauen ihn irritiert an und fragen, wie er jetzt darauf käme. „Wenn man Schreiner ist, dann weiß man am Abend, was man getan hat; entweder ein Stuhl ist fertig oder er ist es nicht. Und wenn man zehn Stühle anfertigen soll, dann sind neun zu wenig und elf zu viel. Und ob ein Schrank schief ist oder nicht, kann man mit der Wasserwaage nachmessen. In der Therapie weiß man nie so genau, was beim Patienten ankommt, was er wirklich hat und vor allem wie groß der Fortschritt ist. Wir bewegen uns immer im Bereich von Hypothesen, alles kann man so oder so sehen oder auch ganz anders. Den Erfolg kann man sich je nach Tagesform kleinreden oder überschätzen, da ist nichts, was man anfassen kann, bei dem man sagen kann: ‚Das habe ich gemacht, das ist mein Werk, das ist beständig.' Manchmal fehlt mir einfach ein messbarer Erfolg, um meine Arbeit einschätzen zu können."

In seiner Arbeit *Die endliche und die unendliche Analyse* bemerkte Sigmund Freud 1937 (vgl. Freud, 2000), dass das Analysieren der dritte der „unmöglichen Berufe" sei, bei denen man vom Beginn an eines ungewissen Erfolges sicher sein könne, und er fügte hinzu, dass die beiden anderen dieser Berufe Erziehen und Regieren seien. Demzufolge ist es kein neues Phänomen, durch die Ungewissheit über den Erfolg der eigenen Tätigkeit verunsichert zu sein. Das Ergebnis eines Therapieprozesses lässt sich schlecht voraussagen, wird zuweilen vom Patienten und Therapeuten unterschiedlich bewertet und ist nicht physikalisch messbar. Nie sicher zu wissen, ob und welche Früchte die eigene Arbeit – vor allem langfristig – trägt, erfordert eine gewisse Widerstandskraft gegenüber Zweifeln und Unsicherheit, wenn diese nicht zu sehr belasten sollen.

Hilfreiche Einstellungen

- Mit Menschen und an ihren Schwierigkeiten zu arbeiten, bedeutet immer, sich in einem Prozess der Veränderung zu befinden. Diese Arbeit wird von unterschiedlichsten Faktoren beeinflusst, von denen Therapeuten nur einen Teil kennen. Es ist hilfreich zu akzeptieren, dass Psychotherapie „Work in progress" ist.
- Menschen sind keine Möbelstücke.

Hilfreiche Strategien

Sich von Zweifeln distanzieren

Den Zweifeln mal Urlaub gönnen. Psychotherapeutische Arbeit ist ein idealer Nährboden für Zweifel. Mit neuen Informationen können sich diagnostische Einschätzungen ändern, Patienten sind manchmal sehr inkonsistent in ihrem Verhalten und ihren Sichtweisen, Interventionen, die bei einem Patienten erfolgreich sind, wirken trotz gleicher Symptome bei anderen gar nicht. Psychotherapie kann wie ein Puzzle sein, bei dem sich Randstücke plötzlich zu Mittelstücken entwickeln und zusammengefügte Teile passen vollkommen unerwartet nicht mehr zueinander. Diese Irritationen lösen immer wieder Hypothesen aus, wie alles zusammenhängt und veranlasst dazu, geplante Strategien zu überdenken. Das ist im laufenden Therapieprozess normal und sinnvoll. Zum Problem wird es, wenn sich der Therapeut dabei zu sehr infrage stellt. Zweifel wie „Warum habe ich das nicht vorher erkannt?", „Werde ich dem Patienten überhaupt helfen können?", „Kann Psychotherapie überhaupt helfen?" rauben viel Energie, ohne dass sie ein Gewinn für die Therapie wären, im Gegenteil, sie nagen an der Selbstwirksamkeitsüberzeugung des Therapeuten. Trotz dieser Zweifel Zuversicht auszustrahlen und sich für die Therapie zu engagieren, kostet viel Kraft. Manche Therapeuten glauben, dass sie auf Dauer schlecht arbeiten würden, wenn sie nicht selbstkritisch seien. Gegen eine vernünftige kritische Distanz zur eigenen Arbeit spricht sicher nichts, allerdings sind unkontrolliert auftretende, häufige Zweifel nicht vernünftig und machen die Arbeit eben nicht besser. Um den Unterschied zwischen der Arbeit mit vielen oder wenigen Zweifeln zu spüren, kann man versuchen, die Zweifel zu personalisieren und diese Figur dann für eine bestimmte Zeit in den Urlaub zu schicken. Die Entwicklung der Figur im inneren Dialog könnte wie in Abbildung 4 dargestellt aussehen.

Wenn Sie die Figur entwickelt haben, schaffen Sie sich ein Symbol für den Urlaub Ihres Plagegeistes. Beispielsweise können Sie eine Postkarte von einem Karibikstrand oder von einer Hängematte auf Ihren Schreibtisch stellen. Immer wenn wieder Grundsatzzweifel an Ihnen nagen, schauen Sie auf die Karte und machen sich klar, dass Ihr Plagegeist im Urlaub ist. Dort soll man ihn nicht stören, das wäre unhöflich. Nähert sich der Urlaub dem Ende, können Sie mit der Person verhandelt, ob sie länger bleibt, vielleicht möchte sie auch in Frührente gehen ...

Ist es ein Mensch oder ein fiktives Wesen?	→	Ein Mensch.
Männlich oder weiblich?	→	Ein Mann.
Groß oder klein?	→	Sehr groß.
Dick oder dünn?	→	Hager.
Wie alt ist dieser Mann?	→	Zwischen 50 und 60.
Wie schaut der große, hagere Mann?	→	Kritisch.
Was sagt er?	→	„Hast du auch alles richtig gemacht?“
Noch etwas?	→	„Hast du wirklich alles bedacht?“
Noch etwas?	→	„Bist du überhaupt für diesen Beruf geeignet?“
Noch etwas?	→	„Was wäre, wenn andere Menschen merken, wie wenig du eigentlich kannst? Du bist doch eine Mogelpackung!“
Wie fühlst du dich, wenn er das sagt?	→	Klein.
Nennst du ihn beim Vor- oder Nachnamen?	→	Beim Nachnamen.
Wie heißt er denn?	→	Herr Hartmann.

Herr Hartmann passt seit vielen Jahren sehr kritisch darauf auf, ob du alles richtig machst. Das strengt nicht nur dich an, sondern auch ihn. Gönn ihm doch mal einen schönen Urlaub, in dem er sich entspannen kann, vielleicht ist er danach auch dir gegenüber gnädiger und unterstützender.

Wohin soll er denn fahren?	→	In die Karibik.
Was macht er da?	→	In der Hängematte liegen, Cocktails trinken, aufs Meer schauen, zwischendurch dösen und das leichte Schaukeln genießen.
Zweifelt er an irgendwas?	→	Nein, er hat Urlaub.
Lässt er dich in Ruhe?	→	Ja, der denkt gar nicht an mich.
Wie lange soll er im Urlaub bleiben?	→	Zwei Wochen.

Abbildung 4: Innerer Dialog mit deinen Zweifeln als Figur

Die Zweifel auf Eis legen. Zweifel am Erfolg der eigenen Tätigkeit beschäftigen gerade junge Therapeuten. Sie können Therapieergebnisse noch wenig einschätzen, sind sich ihrer Kompetenzen nicht sicher und stellen manchmal ihre gesamte Eignung für diesen Beruf infrage. Oft werden diese Fragen viel zu früh gestellt. Wer kann schon nach wenigen Monaten, in denen er in einem neuen Beruf tätig ist, wissen, ob er dem Beruf gewachsen ist? Sind die Zweifel sehr stark, verhindern sie, dass sich Sicherheit in der Tätigkeit entwickelt, was einen Teufelskreis in Gang setzen kann. Um ihn zu unterbrechen, kann es hilfreich sein, sich für eine bestimmte Zeit das Zweifeln bewusst zu verbieten. Eine Möglichkeit besteht darin, alle Zweifel auf ein Blatt Papier zu schreiben und dies zusammengefaltet ins Gefrierfach unter Tiefkühlspinat und Vanilleeis zu legen. Nach einem halben Jahr kann man die Zweifel wieder auftauen und sich anschauen, welche Zweifel sich inzwischen erledigt haben und worüber es sich lohnt, vernünftig nachzudenken. Immer wenn man sich während des halben Jahres beim Zweifeln erwischt, sagt man sich: „Nee, zweifeln geht jetzt gar nicht, die Zweifel liegen ja auf Eis!“

Evaluationsroutine entwickeln

Zweifel oder Unsicherheit geben oft Anlass, Testverfahren einzusetzen oder sich Rückmeldung vom Patienten zu holen. Das Problem ist, dass dann der Vergleichsrahmen fehlt. Die Einschätzung des Patienten zu seinem Zustand und seinen Veränderungen ist deshalb am besten durch eine Evaluationsroutine zu erreichen. Ganz unabhängig von den subjektiven Unsicherheiten des Therapeuten werden zu festgelegten Zeitpunkten Testverfahren eingesetzt, das Erreichen der Ziele auf einer Zielerreichungsskala eingeschätzt und gemeinsam Zwischenbilanzen gezogen.

Videos nutzen

Bei der Vielzahl von Patienten, die Therapeuten behandeln, unterliegt das Gedächtnis sicherlich Verzerrungen. Wer erinnert sich schon wirklich gut daran, wie ein Patient zu Beginn der Therapie in der Therapie saß? Wie die Beschwerden dargestellt wurden, wie jemand gewirkt hat? Hilfreich sind Videoaufnahmen von den ersten Therapiestunden. Auf ihnen kann man sich im Zweifelsfall noch einmal anschauen, wie ein Patient zu Beginn der Therapie gewirkt hat. Dieser Video-Vorher-Jetzt-Vergleich ist auch eine gute Möglichkeit, gemeinsam mit einem Supervisor die Unterschiede zwischen dem Beginn der Therapie und dem jetzigen Zeitpunkt herauszuarbeiten.

Toleranz für Unsicherheit erhöhen

Dass die psychotherapeutische Tätigkeit viel Raum für Zweifel und Unsicherheit bietet, liegt im Wesen der Tätigkeit. Psychotherapeuten arbeiten oft auf der Basis von Hypothesen, die eben keine Fakten sind. Entscheidend ist, wie jemand auf diesen Umstand reagiert. Lässt man sich von den Zweifeln stark verunsichern? Hadert man damit, dass so wenig Handfestes Sicherheit geben kann? Zermürben die Fragen nach dem Sinn von Psychotherapie irgendwann? Sinnvoller erscheint es, toleranter gegenüber diesem Teil des Berufs zu werden. Unsicherheiten halten auch wach, Hypothesen zu entwickeln ist interessant, und angemessene Zweifel schützen vor Langeweile und Selbstgerechtigkeit.

Zum Schluss

Holzhacken ist deshalb so beliebt,
weil man bei dieser Tätigkeiten den Erfolg sofort sieht.
(Albert Einstein)

14 Langeweile in der Therapie

Beispiel: „Das langweilt mich alles so ..."

Thomas R. (48) sitzt einer etwa gleichaltrigen Patientin gegenüber. Es ist die sechste Patientin an diesem Tag, eine wird noch folgen. Die Patientin berichtet, dass sie erschöpft sei, keine rechte Freude empfinden könne, es Probleme mit ihrem Mann gäbe und sie sich von einer Kollegin bei der Arbeit gemobbt fühle. Diese würde sie nicht grüßen, rede schlecht über sie und schustere ihr die schwierigeren Aufgaben zu. Nun habe sie einfach Urlaub im Kalender eingetragen ohne mit ihr darüber zu sprechen, das sei wieder typisch, wie solle sie das jetzt ihrem Mann beibringen ... Thomas R. hört der Patientin zu und denkt: „Nicht schon wieder! Ich kann diese ganzen Kleinkriege in den Büros nicht mehr hören und schon gar keine Eheprobleme. Das langweilt mich alles so ..."

Wie in jedem anderen Beruf ist es normal, dass während der beruflichen Tätigkeit Langeweile auftreten kann. Das können Momente sein, in denen ein Therapeut sich als gelangweilt erlebt, es können aber auch Phasen sein, in denen das Gefühl den beruflichen Alltag dominiert. Während das kurzfristige Aufscheinen von Langeweile als nichts Außergewöhnliches erlebt wird, kann eine längere Phase Zweifel am Beruf aufwerfen, Versagensgefühle hervorrufen oder deprimierend wirken. Wird die Langeweile zu stark, ist es wahrscheinlich, dass sie sich negativ auf den Therapieprozess auswirkt, da wichtige Wirkfaktoren wie Interesse am Patienten, das kreative Entwickeln von Alternativen, Aufmerksamkeit und Flexibilität leiden. Patienten kann es stark verunsichern, wenn sie spüren, dass Ihnen ein Therapeut gegenübersitzt, der sich langweilt.

Hilfreiche Einstellungen

- Ein Gefühl der Langeweile lässt auf eine gewisse Routine schließen. Es bedeutet, dass ein Gefühl der Sicherheit im Hinblick auf die Arbeit entstanden ist.
- Langeweile ist ein Signal für so viel Sicherheit in einem Bereich, dass etwas Neues begonnen werden kann, ohne dass es die Routine gefährdet.

Hilfreiche Strategien

Herausfinden, was anfällig für Langeweile macht

Dass ein Gefühl von Langeweile während Therapiestunden auftritt, kann ganz unterschiedliche Ursachen haben. Entwickelt ein Therapeut plausible Hypothesen, warum das Gefühl entsteht, kann er vermutlich einen besseren Umgang damit finden. Die folgenden Fragen können helfen, dem Gefühl besser auf die Spur zu kommen:

- Ist es ein bestimmter Patient, bei dem das Gefühl von Langeweile auftritt?
- Sind es Patienten mit spezifischen Merkmalen, die das Gefühl auslösen? Zum Beispiel:
  - monotone Stimme,
  - übertriebene Darstellung von Ereignissen,
  - verlangsamte Reaktionen,
  - detaillierte Schilderungen, deren Unterbrechung nicht toleriert wird,
  - spürbare Erschöpfung,
  - klagendes Verhalten und
  - ...
- Werden andere Gefühle des Therapeuten mit dem Eindruck der Langeweile überdeckt, beispielsweise: Erschöpfung, Enttäuschung oder Mitleid?
- Wie sieht die Bilanz im Privatleben aus? Entsteht hier auch der Eindruck von eingefahrenen Bahnen und zu wenig neuen Reizen?
- Wie ist die Energiebilanz? Ist es eine anstrengende Lebensphase, die zu Erschöpfung führt, oder eher eine, die von Ruhe geprägt ist?

Je nach plausibler Hypothese kann der Therapeut auf ganz unterschiedlichen Ebenen ansetzen, um die Langeweile zu nutzen – beziehungsweise sie zu reduzieren und in gewissem Maße auch zu akzeptieren.

Entgegengesetzt handeln

Langeweile macht oft müde, was das Gefühl der Langeweile wiederum verstärkt. Eine Möglichkeit, aus diesem Teufelskreis auszubrechen, ist das entgegengesetzte Handeln, was in der Dialektisch-Behavioralen-Therapie (Bohus & Wolf, 2013) eingesetzt wird. Es geht darum, nicht dem Impuls nachzugeben, der mit dem Gefühl der Langeweile verbunden ist, und sich immer passiver zu verhalten, sondern bewusst gegenzusteuern. In der Therapie bedeutet das, besonders intensiv zuzuhören, präzise und konzentriert zu explorieren, bewusst neue Informationen zu suchen und aktive Interventionen wie beispielsweise Rollenspiele anzubieten, so sie therapeutisch an dieser Stelle sinnvoll sind. In der Regel wird diese Anstrengung durch neue Impulse und Informationen belohnt, die der Langeweile entgegenwirken.

Das Gefühl therapeutisch nutzen

Stellt sich bei der Analyse der eigenen Reaktionen heraus, dass es bestimmte Merkmale beim Patienten sind, die die Wahrscheinlichkeit für das Auftreten von Langeweile erhöhen, stellt sich die Frage, ob eigene Themen beim Therapeuten angesprochen werden oder ob es Aspekte des Patienten sind, die therapierelevant sind. Ist Letzteres der Fall, kann der Therapeut den Patienten entdecken lassen, wie bestimmte Verhaltensweisen auf andere Menschen wirken. Fällt es dem Patienten schwer, über einen selbstreflexiven Prozess die Wirkung seines Verhaltens einzuschätzen, kann der Therapeut in Form einer empathischen Konfrontation dem Gegenüber seine Empfindungen mitteilen. Beispielsweise beklagt ein depressiver Patient, dass ihm seine Freunde und Bekannten nach kurzer Zeit nicht mehr zuhören. Er vermisse das Interesse an seiner Person. Der Therapeut versucht nun, das häufige Klageverhalten über die Gesellschaft, die Krankenkassen und die Politik ohne Vorwurf zu beschreiben, und lässt den Patienten vermuten, wie das auf andere Personen wirkt. Ist es dem Patienten nicht möglich, die Perspektive zu wechseln, kann der Therapeut mit einer kontrollierten Selbstöffnung beispielsweise sagen: „Ich habe verstanden, dass Sie sich über viele Dinge im Leben aufregen, und wenn Sie das sehr lange tun, und sich die Themen wiederholen, merke ich, dass ich nicht mehr richtig zuhören kann und gedanklich abschweife."

Patientenauswahl und Tagesablauf abwechslungsreich gestalten

Zumindest in der psychotherapeutischen Praxis haben Therapeuten die Möglichkeit, ihre Patienten so einzubestellen, dass es den eigenen Bedürfnissen entgegenkommt. Es kann ermüdend wirken, fünf depressive Frauen zwischen 40 und 50 Jahren nacheinander in den Therapiestunden zu haben. Auf Dauer kann es auch langweilig sein, nur Essgestörte oder nur Panikpatienten zu behandeln. Eine gute Mischung von Störungsbildern hält das Interesse der Therapeuten wach, das gilt für die gesamte Auswahl von Patienten als auch für die Abfolge der Patienten am Tag. Vor allem Angstpatienten, mit denen In-vivo-Übungen gemacht werden, unterbrechen die Eintönigkeit des Therapiesettings. Wichtig, um dem Gefühl der Eintönigkeit entgegenzuwirken, ist auch die Pausengestaltung. Geht ein Therapeut immer zur selben Zeit in dieselbe Bäckerei, um sich ein Käsesandwich zu kaufen, unterstreicht das den Eindruck von Langeweile. Abgesehen davon, dass es interessanter ist, verschiedene Essensangebote zu nutzen oder mal einen Spaziergang zu machen, kann es auch hilfreich sein, sich an bestimmten Tagen mit anderen Menschen zum Essen zu verabreden.

Sich fortbilden

Da Therapeuten in der Regel allein arbeiten, bekommen sie während der Arbeit wenig Impulse durch Kollegen. So bewegt man sich nach einiger Zeit fast nur noch im eigenen System, folgt den eigenen Routinen und vermisst irgendwann neue Anregungen. Eine Möglichkeit, das eigene System zu bereichern, sind Fortbildungen. Damit sie neuen Schwung in die therapeutische Arbeit bringen können, ist es sinnvoll, sie nicht als notwenige Pflicht zu sehen, sondern als Möglichkeit, neue Ideen zu bekommen und sich mit Kollegen auszutauschen. Auch wenn vieles bekannt ist, weil auch das therapeutische Rad nicht ständig neu erfunden wird, erleichtert eine neugierige und aktive Haltung bei Seminaren etwas Neues zu entdecken, das in den Therapien umgesetzt werden kann.

Toleranz für Routinen erhöhen

Neben allen aktiv initiierten Veränderungen im Berufsalltag gibt es auch die Möglichkeit, Routinen noch mehr zu akzeptieren. Psychotherapeuten ergreifen ihren Beruf, weil sie es spannend finden, sich mit Menschen auseinanderzusetzen, an ihrer Geschichte teilzuhaben und ihnen zu helfen, aus Krisen einen Weg zu finden. Doch obwohl jeder Mensch mit seinen Schwierigkeiten einzigartig ist, lassen sich im Laufe der Berufstätigkeit Störungskonzepte immer schneller entwickeln, ähneln sich viele Lebensgeschichten und die therapeutische Unterstützung wird routinierter. Das ist eine normale Entwicklung in einem Berufsleben. Auch ein Zahnarzt füllt die meiste Zeit des Tages Zähne, was im Laufe der Jahre vermutlich nicht interessanter wird, aber für die Patienten immer wieder eine große Hilfe ist.

Zum Schluss

Des Menschen Lage ist so,
dass er im Allgemeinen dankbar sein muss,
wenn sein Leben langweilig ist.
(Kurt Tucholsky)

15 Selbstüberlastung

Beispiel: „Ich merke es immer zu spät – ich bin wieder total fertig ..."

Anne K. (39) trifft sich mit einer befreundeten Kollegin in der Kneipe. Sie haben sich schon seit einiger Zeit nicht mehr gesehen und tauschen sich darüber aus, wie es ihnen in der letzten Zeit ergangen ist. Anne K. erzählt ihrer Freundin, dass sie sich vollkommen erschöpft fühlt, am liebsten tagelang schlafen oder zu einem Wellnesswochenende fahren würde. Sie zähle die Tage bis zum nächsten Urlaub, der sei allerdings noch recht weit entfernt. Sie wisse auch nicht, wie das komme, immer wieder würde sie nach einem Urlaub voller Energie mit der Arbeit in der Praxis anfangen, die ihr ja auch großen Spaß mache. Jedes Mal habe sie auch den festen Vorsatz, ihre Arbeitszeiten einzuhalten und für Ausgleich zu sorgen. Aber dann gäbe es immer wieder dringende Fälle in der Praxis, da könne sie dann schlecht nein sagen. Sie sei auch wieder in den Elternbeirat der Schule gewählt worden – wie all die Jahre zuvor. Angeblich habe sie ein Händchen dafür, bei Schwierigkeiten zu vermitteln. Das sei zumindest das Argument gewesen, mit dem man sie wieder umgestimmt habe, obwohl sie die Tätigkeit eigentlich abgeben wollte. Aus der Nummer mit dem Vorstand der Kita, in die ihr Sohn ginge, käme sie auch nicht raus. Kinder, Mann, Eltern, Arbeit und alles drum herum, das werde ihr manchmal einfach zu viel. Irgendwie funktioniere sie lange Zeit gut und dann seien plötzlich die Akkus leer. Resigniert beendet sie ihre Schilderungen mit dem Satz: „Ich merke es immer zu spät – ich bin wieder total fertig."

Das Thema Überlastung ist sicher kein therapeutenspezifisches, sondern betrifft viele Menschen in unterschiedlichen Berufen. Das Besondere am Therapeutenberuf sind möglicherweise folgende Faktoren: Es ist ein Berufsfeld, in dem der Frauenanteil deutlich überwiegt. Die Vereinbarkeit von Beruf und Familie stellt sich hier immer wieder in einem besonderen Maße. Ein anderer Faktor ist, dass Therapeuten Kommunikationsexperten sind, weshalb sie beispielsweise gern in Ämter gewählt werden, in denen ihre vermittelnden kommunikativen Fertigkeiten von Nutzen sind, also Vorstände von Kindertagesstätten, Elternbeiräten oder ähnlichen Institutionen. Auch viele Familien freuen sich, dass sie einen kompetenten und angenehmen Gesprächspartner unter sich haben. Insgesamt ist die Kommunikationsfreude, die viele mit veranlasst, diesen Beruf zu ergreifen, ein Eingangstor für sehr viele soziale Kontakte. Soziale Anerkennung, Spaß mit anderen, das Gefühl, eingebunden zu sein, sind entscheidende Ressourcen, doch in der Vielzahl können sie zuweilen auch ein belastender Faktor werden, vor allem, wenn Privates und Berufliches wenig getrennt sind.

Hilfreiche Einstellungen

- Es ist eine anspruchsvolle Aufgabe, die verschiedenen Anforderungen des Lebens so zu vereinbaren, dass die Energiebilanz im Großen und Ganzen stimmt. Da sich die Herausforderungen immer wieder ändern werden, ist es hilfreich, zu akzeptieren, dass das Austarieren ein lebenslanger Prozess bleiben wird.
- Auch Therapeuten dürfen mal urlaubsreif sein.

Hilfreiche Strategien

Eigene Überlastungszeichen kennen

Die meisten Menschen wissen, dass es bestimmte Anzeichen gibt, die ihnen eine Überlastung signalisieren. Hält diese aber länger an, gibt es auch eine Gewöhnung daran. Manchmal bemerken Kollegen oder Familienmitglieder dann eher die Folgen des Stresses. In Tabelle 7 sind typische Merkmale aufgeführt, die ein Anzeichen von Überlastung sein können. Bitte überlegen Sie, welche der Signale auf Sie zutreffen.

Tabelle 7: Typische Signale für Überlastung

Zeichen	Trifft zu	Trifft nicht zu
Ich fühle mich beim Sport angestrengter.		
Ich verlege Schlüssel, Unterlagen etc.		
Ich schiebe Pflichten vor mir her.		
Ich schreie meine Kinder an.		
Ich bin sehr ungeduldig.		
Ich komme morgens schwer aus dem Bett.		
Ich esse viele Süßigkeiten.		
Ich kann mir Fehler schlecht verzeihen.		
Ich habe öfter Kopfschmerzen.		
Ich habe wenig Lust auf Sex.		

Tabelle 7: Fortsetzung

Zeichen	Trifft zu	Trifft nicht zu
Ich habe wenig Lust, mich mit anderen Leuten zu treffen.		
Ich habe weniger Hunger.		
Ich rauche mehr.		
Ich schaue viel Fernsehen.		
Ich habe kaum Lust, mit meinem Partner zu sprechen.		
Ich fühle mich unruhig und gehetzt.		
Ich mache viele Listen von den Dingen, die ich noch erledigen muss.		
Ich habe mehr Pickel.		
Ich muss öfter zur Toilette.		
Ich trinke mehr Alkohol.		
Ich bin schreckhafter.		
Ich bin schneller von andern Menschen genervt.		
Ich fahre aggressiver Auto.		
Ich schlafe schlechter.		
Ich fühle mich schneller angegriffen.		
Ich wünsche mir häufig, alleine zu sein.		
Ich esse wahllos.		
Ich mache mir mehr Sorgen.		
Ich lasse öfter etwas fallen.		
Ich streite mich öfter.		
Ich habe einen verspannten Nacken.		
Ich weine schneller.		
Ich denke ständig an Urlaub.		
...		

Grad der Beanspruchung regelmäßig einschätzen

Damit die Überlastung nicht zu spät bemerkt wird, ist es gut, sie regelmäßig einzuschätzen. Das sollte am besten weder zu Beginn einer Woche sein, in der viele Menschen durch das Wochenende erholter sind, noch freitagabends nach einer arbeitsreichen Woche, denn dann sind fast alle arbeitenden Menschen besonders erschöpft. Finden Sie einen Zeitpunkt, der prinzipiell einer normalen Beanspruchung entspricht. Tragen Sie die Merkmale in eine Liste wie in Tabelle 8 ein, die Ihre subjektiven Überlastungsanzeichen sind.

Tabelle 8: Subjektiven Überlastungsanzeichen

Zeichen	grün	gelb	rot
Ich verlege Schlüssel, Unterlagen etc.			
Ich schiebe Pflichten vor mir her.			
Ich bin sehr ungeduldig.			
Ich esse viele Süßigkeiten.			
Ich kann mir Fehler schlecht verzeihen.			
Ich habe wenig Lust, mich mit anderen Leuten zu treffen.			
Ich schaue viel Fernsehen.			
Ich fühle mich unruhig und gehetzt.			
Ich mache viele Listen von den Dingen, die ich noch erledigen muss.			
Ich bin schreckhafter.			
Ich bin schneller von andern Menschen genervt.			
Ich fahre aggressiver Auto.			
Ich esse wahllos.			
Ich lasse öfter etwas fallen.			
Ich habe einen verspannten Nacken.			
…			

Prüfen Sie zum festgelegten Zeitpunkt die Signale anhand der Ampelfarben. Grün ist vollkommen normal, Sie schieben zwar Pflichten vor sich her, aber das tun Sie in dem Maß immer. Gelb bedeutet, dass Sie beobachtet haben, dass Sie manche Verhaltensweisen häufiger als normalerweise tun, also Sie kochen sich abends nicht mehr eine frische Mahlzeit, sondern greifen auf Tiefkühlpizza zurück, der Nacken schmerzt öfter und Sie hupen häufiger beim Autofahren. Rot stellt einen Dauerzustand mit den subjektiven Beanspruchungsmerkmalen dar: Sie kommen über Wochen morgens kaum aus dem Bett, ziehen sich von Freunden zurück, schaffen Ihre Aufgaben kaum noch und machen sich viele Vorwürfe. Als Therapeut wissen Sie selbst, dass das Anzeichen eines depressiven Zustands sein können, der durch eine zu lang anhaltende Erschöpfung verursacht wird.

Wenn man sich im Strudel des Alltags befindet, ist es schwer, Distanz dazu zu bekommen. Tragen Sie sich nach jedem Urlaub die Zeitpunkte im Kalender ein, an denen Sie Ihre Belastung anhand der Tabelle 8 einschätzen möchten.

Verteilung der Beanspruchung einschätzen

Die Zeit, die wir mit etwas verbringen, entspricht nicht zwingend der Energie, die wir dafür aufwenden. So kann ein kurzer Sonntagsnachmittagsbesuch bei der klagenden, vorwürflichen Mutter subjektiv viel mehr Kraft kosten als ein ganzer Therapietag. Um herauszufinden, wieviel Energie welche Aufgaben beanspruchen, kann ein Tortendiagramm mit der subjektiven Einschätzung erstellt werden. Das könnte beispielsweise wie in Abbildung 5 dargestellt aussehen.

Die folgenden Fragen können Sie sich danach stellen:

- Hätte ich erwartet, dass mein Energiekuchen so aussehen wird?
- Was hat mich überrascht?
- Was gefällt mir an dem, was ich da sehe?
- Wie fühle ich mich, wenn ich meinen Energiekuchen sehe?

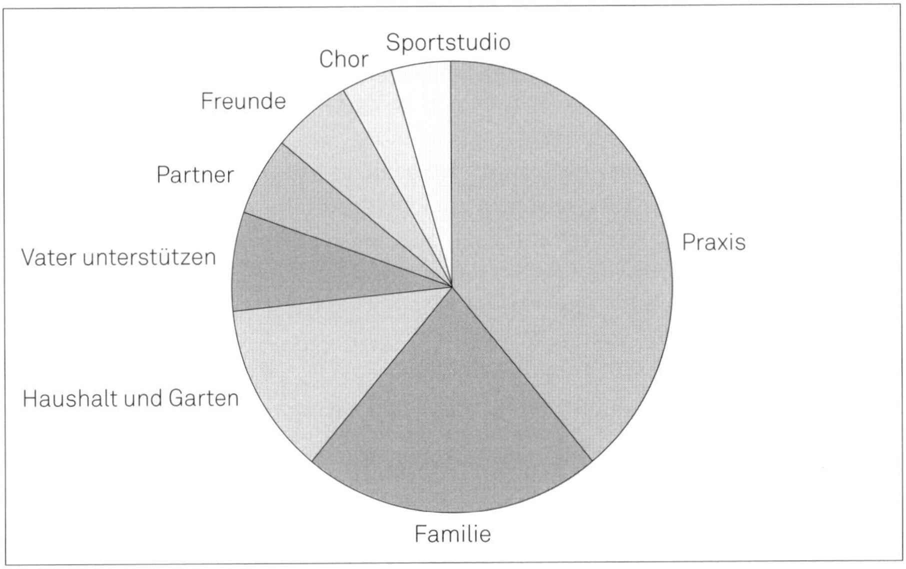

Abbildung 5: Energiekuchen – Beispiel für eine grafische Aufbereitung des subjektiven prozentualen Energieverbrauchs

- Möchte ich etwas verändern? Wenn ja, was?
- Aus welchen Tortenstücken ziehe ich auch viel Energie?
- Fehlt etwas ganz, das mir eigentlich wichtig ist?

Ansatzpunkte zur Veränderung erkennen

Die sogenannte „Work-Life-Balance"-Vorstellung suggeriert ein Gegensatzpaar mit der Arbeit auf der einen und dem Leben auf der anderen Seite einer Waage, das überdenkenswert erscheint. Es könnte hilfreicher sein, die berufliche Tätigkeit auch als „Leben" zu sehen und sie entsprechend zu gestalten. Im Folgenden sind exemplarisch einige Ansatzpunkte für Veränderungen ausgeführt, die eine Überlastung vermindern oder eine Entlastung schaffen können.

Die „Yes, I can!"-Falle vermeiden. Dass irgendwann alles zu viel wird, erwächst in der Regel aus vielen kleinen Entscheidungen, die im Alltag getroffen werden. Oft geschieht das zu einem Zeitpunkt, in dem noch viel Energie vorhanden ist. In diesem Zustand erscheint eine Aufgabe leicht zu bewältigen. Lassen die Kräfte bis zur nächsten größeren Pause aber langsam nach, und kommen viele Tätigkeiten aufgrund von vielen unbedachten Entscheidungen zusammen, tritt nach und nach ein Gefühl der Erschöpfung ein. In diesem Zustand ist nicht mehr zu verstehen, warum diese und jene Aufgabe übernommen wurde. Es ist also wichtig, sich bei Anfragen oder Extraaufgaben gut zu überlegen, ob diese in der Summe zu bewältigen sind, ohne in einen Überforderungszustand zu kommen. Die einzelne Tätigkeit ist ja meistens gut zu schaffen, die Summe bereitet die Probleme. Umso kompetenter Therapeuten werden, umso mehr häufen sich die Therapieanfragen, je besser die Kooperation mit Kollegen ist, umso mehr dringende Therapieaufträge gibt es von ihnen. Der schützende Faktor, den es oft zu Anfang der beruflichen Tätigkeit gibt, dass beginnende Therapeuten sich nicht alles zutrauen, verliert immer mehr an Bedeutung. Im Laufe der Jahre kann das zu einer „Yes, I can!"-Falle werden. Die dahinterstehende „Psychologik" ist: Ich kann alles, also mache ich alles! Um sich bewusst für oder gegen Tätigkeiten zu entscheiden, kann man sich überlegen, in welcher Situation viele Entscheidungen getroffen werden. Das könnte beispielsweise am Praxistelefon sein. Hier kommen Anfragen von Ärzten an, ob ein Patient in einer Krise schnell einen Termin bekommen kann oder die Anfrage eines Patienten, ob er doch eine Stunde später kommen könne, wenn eigentlich schon Feierabend ist. Hier gilt es aus dem Automatismus, dass man alles schon irgendwie schafft, auszusteigen und sich die langfristigen Konsequenzen vorzustellen. Das könnte beispielsweise dadurch gelingen, dass ein Foto neben dem Telefon steht. Dieses Foto stammt aus der Zeit, in der man sich sehr erschöpft gefühlt hat, am besten mit Augenringen, ohne Lächeln. Wird eine Aufgabe herangetragen, sollte das Foto angeschaut werden, damit der erschöpfte Zustand wieder erinnert wird. Die Frage lautet: Möchte ich wieder so aussehen und mich entsprechend fühlen? Manchmal wird diese Frage schon reichen, um nein zu sagen. Fällt das aber grundsätzlich schwer, ist es gut, sich anzugewöhnen, immer erst einen Tag später zu entscheiden („Ich muss erst im Kalender schauen, ich melde mich morgen"). Dann ist es möglich, in Ruhe abzuwägen, ob es besser ist, ja oder nein zu sagen.

Vernünftig Pausen machen. Bitte überlegen Sie, wie Sie Ihre Pausen während des Arbeitstages gestalten. Gibt es zwischen zwei Patienten überhaupt Zeit? Falls ja, was tun Sie dann in der Regel? Vielleicht den Anrufbeantworter abhören, Post aufmachen, eine berufliche Mail verschicken, mit Kollegen über Patienten sprechen ...? Und wie sieht es mit der Mittagspause aus, falls es eine gibt? Mit den Kollegen in der Kantine essen, Bericht schreiben, Stunden ins PC-Programm eintragen und nebenbei was essen, Akten nachtragen ...? Viele der Tätigkeiten in den patientenfreien Zeiten sind keine Arbeitspausen, sondern weitere berufliche Tätigkeiten. Vernünftig ist das nicht, weil explizite Pausen sowohl der Erholung als auch der besseren Arbeit dienen. Zwischen zwei Terminen reichen schon zwei bis fünf Minuten, um sich gezielt zu erholen. In dieser Zeit könnten die folgenden Übungen guttun.

Übung: Origami

Die traditionelle asiatische Faltkunst eignet sich sehr gut, um sich ein paar Minuten auf etwas anderes zu konzentrieren. Im Internet gibt es Anleitungen für Menschen mit viel und wenig Übung im Falten. Mit dem entsprechenden Schwierigkeitsgrad sind andere Gedanken als ans Falten kaum möglich. Sicherlich wirkt es auf den ersten Blick sonderbar, wenn man sich vorstellt, man würde einen Patienten verabschieden und sich dann an den Schreibtisch setzen, um einen Schwan zu falten. Warum eigentlich? Es ist eine der ältesten Achtsamkeitsübungen, die es gibt.

Übung: Bild betrachten

Um sich zu fokussieren, kann es gut sein, ein ruhiges Bild zu betrachten. Es einfach nur anzuschauen, nichts zu analysieren, nur schauen. Dazu kann man sich beispielsweise ein paar Postkarten mit Naturmotiven bereitlegen und zwischendurch betrachten. Auch bei dieser Art, eine Pause zu verbringen, entsteht vielleicht die Bewertung, dass es zu langweilig oder zu skurril ist, oder dass die Zeit dafür zu schade ist. Es ist interessant, einmal diese Bewertungen zur Seite zu schieben und es einfach mal zu tun. Hat man eine schöne Aussicht vor dem Fenster, ist ein Blick in die Natur auch gut geeignet für eine kleine Auszeit vom Tagesgeschehen. Es gibt eine Internetseite, die zwei Minuten ein Strandbild zeigt, das mit Meeresrauschen unterlegt ist. Es lohnt sich, die Wirkung auszuprobieren (www.donothingfor2minutes.com).

Essen und trinken. Um sich vor Überlastung zu schützen, ist es auch wichtig, den Grundbedürfnissen wie essen und trinken Aufmerksamkeit zu schenken. Nehmen Sie sich ein paar Minuten Zeit, um zu erinnern, was und wie Sie in der letzten Woche während des Arbeitstages gegessen und getrunken haben:

- Obst?
- Fastfood?
- Kaffee?
- Tee?
- Schokolade, Kuchen Kekse?
- Wasser?
- Gemüse, Salat?
- ...
- Wie viel Zeit haben Sie sich für Mahlzeiten genommen?
- Haben Sie Ihren Arbeitsplatz verlassen, um auswärts zu essen?
- Haben Sie während des Essens Arbeiten erledigt (z. B. Anrufbeantworter abhören)?
- ...

Und? Sind Sie zufrieden mit der Bilanz oder möchten Sie etwas ändern. Falls Sie etwas verändern möchten, entscheiden Sie sich, in der nächsten Woche *ein* Verhalten zu verändern. Ab jetzt gesund essen und genug trinken zu wollen, wäre wieder ein sehr hoher Anspruch, der möglicherweise zu viel Druck erzeugt.

Rechnen lernen. Immer wieder setzen Therapeuten die Therapiestunden mit ihren Arbeitsstunden gleich. Folglich ergibt sich dann bei 35 Therapiestunden in der Woche eine 35-Stunden-Woche. Tätigkeiten wie Berichte schreiben, Therapiestunden dokumentieren, mit Ärzten telefonieren, Berichte anfordern, Steuererklärung machen, Handwerker bestellen, Wartezimmer in Ordnung bringen, an einer Supervision teilnehmen, Abrechnung erstellen, Tests und Fragebögen auswerten, etwas Fachliches nachlesen, Büromaterial kaufen, mit Patientenanfragen umgehen, an Fortbildungen teilnehmen und vieles mehr werden zuweilen nicht in die Arbeitsstunden eingerechnet, was eine häufige Falle von Freiberuflern ist. Werden diese Tätigkeiten realistisch bewertet, entsprechen 25 Therapiestunden in der Woche einer Vollzeittätigkeit. Wer das nicht glaubt, kann über vier Wochen alle berufsassoziierten Tätigkeiten ehrlich notieren und eine persönliche Auswertung machen.

Ein zweiter Rechenfehler ergibt sich aus der Annahme, dass es preiswerter sei, wenn man alles selbst macht. Eine Bürokraft schafft in fünf Arbeitsstunden in der Woche meistens mehr als ein Therapeut in derselben Zeit, weil sie kompakt an Themen arbeiten kann, und nicht wie Therapeuten sich immer wieder mal zwischendurch ein paar Minuten Zeit nimmt. Ein anderer Aspekt ist, dass Bürokräfte häufig im positiven Sinne mit weniger Emotionen an bestimmte Tätigkeiten herangehen wie beispielsweise die Verwaltung der Warteliste. Vergleicht man den Stundenlohn einer Bürokraft und den eines Therapeuten, ist es schwer zu verstehen, warum hochqualifizierte Psychotherapeuten Schreibarbeiten erledigen, die andere häufig schneller und besser erledigen.

Eigenes Energieniveau kennen und respektieren

Eine Quelle für Selbstüberlastung ist der soziale Vergleich. Obwohl Therapeuten ihren Patienten immer wieder darstellen, dass Menschen unterschiedlich sind, dass jeder andere Qualitäten hat und es dysfunktional ist, zu hohen Ansprüchen hinterherzujagen, tappen sie doch auch in die gleiche Falle wie ihre Patienten: Sie vergleichen sich mit Kollegen und verlangen das von sich, was sie bei anderen sehen: „Wenn Alexandra es schafft, zwei Kinder mit einem beruflich stark eingespannten Mann zu betreuen und dabei noch 30 Therapien macht, dann muss ich das doch auch schaffen!" Vielleicht sind die Bedingungen von Alexandra besser, vielleicht lässt sie sich ihre Belastung nicht so anmerken, vielleicht hat sie aber auch einfach schon ihr ganzes Leben lang mehr Energie. Menschen haben unterschiedlich viel Energie. Entscheidend ist deshalb nicht, ob man genauso viel schafft wie andere, sondern dass man sich seiner Energie bewusst ist und mögliche Grenzen respektiert.

Zum Schluss

Ich mache langsam,
weil ich keine Zeit habe.
(Kuba)

16 Eigene Erkrankung

Beispiel: „Bin ich wirklich krank?"

Daniela M. (46) arbeitet seit vielen Jahren in einer psychosomatischen Klinik. Mit ihrem Beruf als Therapeutin ist sie zufrieden, sie mag den Wechsel von Einzel- und Gruppentherapien, findet schnell Zugang zu den Patienten und fühlt sich im Team meistens wohl. Seit einiger Zeit bemerkt sie allerdings, dass sie sich häufig angespannt fühlt, sie macht sich oft Sorgen um ihren Mann, der aus ihrer Sicht zu viel arbeitet, und um ihre Tochter, die stark pubertiert. Auch verunsichern sie die Gerüchte, dass die Klinik verkauft werden soll. Wie wird der neue Arbeitgeber sein? Wie viel wird sich ändern? Angefangen haben die starken Sorgen vor einem halben Jahr, als ihr Keller plötzlich wegen eines Unwetters unter Wasser stand und ihr Vater zwei Tage später einen Herzinfarkt hatte. Sie fühlte sich vollkommen überfordert, zu Hause wieder alles in Ordnung zu bringen und ihre Eltern zu unterstützen, die 350 km entfernt wohnen. Daniela M. hat sich immer schneller Sorgen gemacht als andere, das war für sie ganz normal. Doch nun nehmen die Sorgen überhand, sie kommt aus den Gedankenschleifen manchmal tagelang nicht raus, denkt über Katastrophen nach, wobei die Anspannung kaum noch nachlässt. Sie schläft schlecht, kann sich immer schlechter auf die Therapiegespräche konzentrieren und sorgt sich auch darüber, ob sie ihrem Beruf noch lange gewachsen sein wird. Was würde dann mit dem Haus, wenn sie nicht mehr arbeiten könnte? Wenn sie die Raten nicht abzahlen könnten ... Wenn dann auch noch ihr Mann zusammenbrechen würde ... Wie sollte die Tochter damit zurechtkommen? Würde sie dann noch ihr Abi schaffen? Als sie diese Gedanken wieder einmal mit ihrem Mann bespricht, schaut er sie ernst an und fragt, ob sie das wirklich alles so denke. Ihm falle in letzter Zeit immer häufiger auf, wie angespannt sie sei und mit welchen Hirngespinsten sie sich beschäftige. Das sei doch nicht mehr normal. Für ihn höre sich das alles irgendwie krank an. Daniela M. denkt: „Bin ich wirklich krank?"

Therapeuten sind vor Erkrankungen nicht gefeit, auch nicht vor psychischen. Es muss nicht immer der sogenannte „Burnout" sein, der als Folge einer langjährigen Überlastung angenommen wird. Jeder Mensch reagiert anders auf zu große Belastungen. Das können vermehrte Ängste sein, psychosomatische Beschwerden,

Zwänge, Alpträume, Grübeln, Schlafstörungen, Antriebslosigkeit und vieles mehr. Jeder kennt seine typischen Reaktionen auf stärkeren Stress und lebt damit mehr oder weniger gut. Schwierig ist zu erkennen, ab wann Befindlichkeitsstörungen das Ausmaß krankheitswertiger Symptome annehmen. Ist man nur erschöpft oder schon depressiv? Ist man nur sehr aufgeregt und angespannt oder ist das schon eine Panikattacke? Wird man mit zunehmendem Alter immer ordentlicher oder hat man schon Zwänge entwickelt? Daran knüpft sich die Frage an, wie gesund man sein muss, um mit Patienten verantwortlich arbeiten zu können. Therapeuten gestehen sich nicht gern ein, wenn sie wirklich krank sind. Die Patienten sitzen auf der anderen Seite, da gehören sie als Therapeuten nicht hin. Seit Jahren sind sie in der Rolle, anderen zu helfen, nun sollen sie selbst Hilfe in Anspruch nehmen – das passt nicht zum Selbstverständnis vieler Therapeuten. Manchmal ist es deshalb schwer, sich einzugestehen, dass man wirklich krank ist und professionelle Unterstützung braucht.

Hilfreiche Einstellungen

- Therapeuten sind Menschen, und jeder Mensch darf krank werden.
- Therapeuten wissen am besten, welche Fachleute sie aufsuchen können, um wieder gesund zu werden.

Hilfreiche Strategien

Erkennen, warum man sich Krankheit nicht eingestehen kann

Es gibt verschiedene Gründe, warum Therapeuten sich nicht eingestehen können, dass sie eine ernsthafte Störung haben und sich darum kümmern müssen. Die Übergänge von vereinzelt auftretenden Phasen mit Symptomen zu einer manifesten Erkrankung sind oft fließend. Es ist nicht wie bei einer Grippe, bei der man schlagartig außer Gefecht gesetzt wird. Bei psychischen Erkrankungen ist es oft viel länger möglich, die Augen vor den Tatsachen zu verschließen. Doch warum möchte man sich nicht eingestehen, dass man krank ist? In Tabelle 9 sind einige Gedanken und Gefühle aufgeführt. Sie können – auch wenn Sie nicht krank sind – die Liste durchgehen, und schauen, was Sie davon abhalten könnte, sich eine Erkrankung einzugestehen.

Tabelle 9: Gedanken und Gefühle, die verhindern, sich eine Erkrankung einzugestehen

Wenn ich mir eingestehe, dass ich ernsthaft krank bin,	Trifft zu	Trifft ein wenig zu	Trifft gar nicht zu
... dann habe ich versagt.			
... dann habe ich mich nicht gut genug um mich gekümmert.			
... dann weiß ich nicht, wie es mit meiner beruflichen Zukunft weitergehen wird.			
... dann habe ich Angst, dass ich nie mehr richtig gesund werde.			
... dann bekomme ich finanzielle Schwierigkeiten.			
... dann belaste ich meine Partnerschaft.			
... dann weiß ich nicht, was ich meinen Patienten sagen soll.			
... dann schäme ich mich vor Kollegen.			
... dann kann ich vielleicht nie wieder mit Patienten arbeiten.			
... dann muss ich in einer Psychotherapie die Karten auf den Tisch legen, dann kann ich es nicht mehr vermeiden, mich mit manchen Themen auseinanderzusetzen.			
... dann ...			

Unterstützung in Anspruch nehmen

Da es sich um teils existenzielle, teils sehr persönliche Befürchtungen handelt, wenn sich jemand damit auseinandersetzt, ob er ernsthaft krank ist, kann die Auseinandersetzung Angst auslösen. Und da Angst kein guter Ratgeber ist, um ein Problem langfristig zu lösen, ist es besser, sich unterstützen zu lassen. In einer Supervision können die Befürchtungen ausgesprochen, differenziert und auf ihren Realitätswert hin geprüft werden. Gemeinsam kann überlegt werden, wie der weitere Weg aussehen kann. Das kann sehr erleichternd sein, weil der innere Kampf, das Abwägen, ob man krank ist oder nicht, damit ein Ende nimmt und die Handlungsfähigkeit wieder größer wird.

Verantwortung für Patienten ernstnehmen

Die Arbeit als Psychotherapeut geht mit einer hohen Verantwortung einher. Das Ziel der Tätigkeit ist, dass Patienten ihre psychischen Krisen überwinden, wieder einen Sinn im Leben sehen, sich die Lebensqualität wieder verbessert, und die Störung nicht das Leben dominiert. Auch wenn die Patienten dazu motiviert sind und ihren Teil zur Gesundung beitragen müssen, haben Therapeuten die Verantwortung, die Patienten bei Ihrem Veränderungsprozess zu unterstützen. Dazu ist Fachwissen vonnöten, aber auch eine hohe Aufmerksamkeit, Empathie und die Möglichkeit, sich auf das Gegenüber einzulassen. Ist die Aufmerksamkeit durch eine eigene Störung nicht mehr verfügbar, die Empathie eingeschränkt, weil man mit seinen eigenen Sorgen zu beschäftigt ist, ist man kein guter Therapeut mehr. Man kommt dann der beruflichen Verantwortung nicht mehr in vollem Umfang nach.

Verantwortung für die eigene Person ernst nehmen

Neben der Verantwortung für die Patienten vernachlässigt man aber auch die Verantwortung für die eigene Person. Viele psychische Erkrankungen wie Angst- oder Suchterkrankungen verschlechtern sich, wenn sie nicht ernst genommen werden. Wenn man eine eigene Erkrankung nicht ernst nimmt, besteht die Gefahr, dass Vermeidung die Überhand im Leben gewinnt: Es wird vermieden, dass andere merken, wenn Symptome auftreten, die eigene Befindlichkeit muss versteckt werden, was zum Aufbau einer Fassade und einem sozialen Rückzug führen kann. Verantwortung für sich zu übernehmen, bedeutet, der Wahrheit ins Auge zu schauen, auch wenn das heißen kann, dass man vorübergehend nicht wird arbeiten können und sich um die eigene Gesundheit kümmern muss.

Verantwortlich handeln

Fühlt man sich über einen längeren Zeitraum krank oder bemerkt starke Symptome, ist das ein Anlass, sich medizinisch untersuchen zu lassen und mit vertrauten Kollegen das Gespräch zu suchen. Wird dabei deutlich, dass eine professionelle Behandlung notwendig ist, sollte sie rasch in Anspruch genommen werden. Ist abzusehen, dass die Erkrankung länger dauern wird, muss man sich gegebensfalls um eine Sicherstellungsassistenz für die Praxis kümmern, wenn man auf einem Kassensitz tätig ist.

Kollegen auf Krankheitsanzeichen aufmerksam machen

Gewinnt ein Therapeut über eine gewisse Zeit hinweg den Eindruck, dass ein Kollege unter einer Störung leidet, die seine berufliche Tätigkeit beeinträchtigt, so gehört es zum professionellen Umgang unter Kollegen, dass die Eindrücke mitgeteilt werden. Auch wenn es nicht einfach ist, einem Kollegen zu sagen, dass man seine

Alkoholfahne in der Praxis riecht, oder einer Kollegin, dass man den Eindruck gewinnt, dass sie ständig weiter abnimmt, ist es doch eine notwendige Rückmeldung.

Zum Schluss

Die Verantwortung für sich selbst ist die Wurzel jeder Verantwortung.
(Mong Dsi)

17 Mitgefühlserschöpfung

Beispiel: „Und wer tröstet mich?“

Wiebke A. (36) arbeitet gern als Psychotherapeutin. Patienten fassen schnell Vertrauen zu ihr, sie nimmt Anteil an den Schicksalen, das spüren die Patienten. Als sie am Freitagabend die Woche Revue passieren lässt, fällt ihr die verzweifelte Mutter ein, deren Sohn keinen Kontakt mehr zu ihr möchte, die Patienten, die gerade erfahren hat, dass sie am Brustkrebs sterben wird, die Frau, die von ihrem Mann schon seit Jahren schwer misshandelt wird, der hilflose ältere Patient, der seine Frau immer mehr an die Demenz verliert, und der Flüchtling, der in seinem Heimatland gefoltert wurde. Diesen Patienten hat sie ganz besonders ihr Mitgefühl entgegengebracht, sie getröstet und ihnen Mut zugesprochen. Doch sie spürt, dass es sie unglaublich erschöpft, immer wieder Mitgefühl aufzubringen, manchmal fühlt sie sich einfach nur kraftlos und leer. Erschreckend findet sie es, dass sie für Patienten, die keine extremen Belastungen erlebt haben, immer weniger Empathie aufbringen kann. Sie wünscht sich immer öfter, dass sie doch aufhören mögen mit dem ewigen Jammern. Sie kann es nicht mehr hören. Sie fühlt sie sich sehr traurig und fragt sich: „Und wer tröstet mich?“

1995 führt Figley den Begriff „Compassion fatigue“ ein und beschreibt eine Mitgefühlserschöpfung, die bei helfenden Menschen entstehen kann, die mit schwer kranken, oft mit traumatisierten Menschen arbeiten. In abgemilderter Form kann sich diese Mitgefühlserschöpfung auch dann entwickeln, wenn es sich um den „normalen“ therapeutischen Alltag handelt. Es entsteht dann der Eindruck, immer nur geben zu müssen und zu wenig zurückzubekommen. Dieser Eindruck kann gepaart sein mit einer mentalen, psychischen oder körperlichen Erschöpfung. Das Gefühl, innerlich leer zu sein, einfach nichts mehr geben zu können, kann sich einstellen, wenn der emotionale Verausgabungszustand zu lange anhält.

Hilfreiche Einstellungen

- Mitgefühl ist ein Schatz, auf den man aufpassen muss.
- Auch Therapeuten tut Mitgefühl gut.

Hilfreiche Strategien

Trostritual entwickeln

Was hat Sie getröstet als Sie noch ein Kind und verletzt waren? Oft sind es wohlwollende Worte, Wärme und Körperkontakt, die als tröstend empfunden werden. Aus diesen und anderen Elementen kann ein Trostritual entwickelt werden, das in Anspruch genommen werden kann, wenn gerade niemand da ist, der trösten kann oder möchte. Überlegen Sie, was Ihnen guttun würde, wenn Sie Trost brauchen:

- Was fühlt sich gut an: Decke? Wärmflasche? Heißer Kakao? Badewanne? ...
- Gibt es wohltuende Körperhaltungen: mit angezogenen Beinen liegen? Auf dem Boden sitzen, Beine anziehen und umarmen, Kopf sinken lassen? ...
- Gibt es Orte, die guttun: Wald? Balkon? Couch? Küche? ...
- Gibt es Düfte, die helfen: Orange? Lavendel? Patschuli? Holz? ...
- Worte, die trösten: Es ist jetzt so? Es wird wieder anders? Schade, dass es dir nicht gut geht? ...
- ...

Ein konkretes und bewusstes Trostritual könnte beispielsweise so aussehen:

Trostritual

Wenn ich Trost brauche und gerade keiner da ist, der mich trösten kann, dann lege ich mich bequem auf die Couch mit einer Wärmflasche und trinke einen heißen Kakao. Ich spüre in mich und nehme die Gefühle bewusst wahr, die jetzt gerade da sind. Sie dürfen da sein, so wie sie jetzt gerade sind. Wenn ich weinen möchte, kann ich das tun. Ich sage mir: „Es ist nicht schön gerade. Ich bin erschöpft, spüre wenig Kraft. Das darf jetzt auch so sein. Das ist okay. Auch wenn ich es jetzt nicht fühlen kann, wird es wieder anders werden, dann wird die Kraft wieder da sein."

Selbstmitgefühl stärken

Die *Compassion Focused Therapy,* die von Paul Gilbert 2006 (vgl. Gilbert, 2009; Gilbert & Procter, 2006) dargestellt wurde, verbindet buddhistische Philosophie mit Erkenntnissen neurobiologischer Forschung zur Emotionsregulation. In der Literatur von Christopher Germer und Kristin Neff (2011; Neff & Kauschke, 2014) finden sich gute Übungen, um das Selbstmitgefühl zu stärken wie etwa „Liebevolles Atmen" oder „Liebende Güte". Diese Übungen sind als Audiodateien teilweise im Internet frei verfügbar. Regelmäßiges Praktizieren von mitgefühlsorientierten Meditationen stärkt auch das Selbstmitgefühl. Es kann sich eine größere Verbundenheit mit anderen Lebewesen entwickeln, die einen beruhigenden und stärkenden Effekt hat.

Für Therapeuten könnte eine Selbstmitgefühlsmeditation so aussehen:

Übung: Selbstmitgefühlsmeditation

Setze dich bequem und aufrecht hin. Atme ein, atme aus ... Lass dir Zeit, dich mit deinem Körper zu verbinden, nimm ihn wahr, ... wende dich nur dir selbst zu, ... diese Zeit ist nur für dich... Wünsche dir: Mögest du Kraft spüren, ... mögest du in Frieden leben, ... möge dir Gutes widerfahren ... Wiederhole die Wünsche so oft, wie es dir guttut.

Aufmerksamkeit auf Positives lenken

Hilfreich kann es auch sein, die Aufmerksamkeit auf Positives zu lenken. Dies kann beispielsweise mithilfe der beiden folgenden Übungen geschehen.

Übung: Die 24-Stunden-Verstärker-Rückschau

Bei dieser Übung erinnert man sich an die positiven Verstärker, die man in den letzten 24 Stunden empfangen hat. Dabei ist es wichtig, auf Details zu schauen. Kleine positive Verstärker können sein: die Nachbarin hat einem zugelächelt, es gab den Lieblingssalat in der Kantine, man hat Zeit gehabt, ein Kapitel in einem Buch zu lesen, das Radfahren hat Spaß gemacht, eine nette Kollegin hat einen Platz bei der Fortbildung freigehalten, mittags hat die Sonne in den Therapieraum geschienen, ein Patient hat sich sehr bedankt, die neue Handcreme riecht sehr gut ...

Diese Übung schärft die Sinne für die vielen positiven Aspekte, über die viele Menschen jeden Tag hinweggehen. Schreibt man auf, was in den letzten Stunden positiv verstärkt hat, führt das oft unmittelbar zu einem besseren Gefühl.

Übung: Sich mit der Natur verbinden

Die Natur zu spüren, empfinden viele Menschen als etwas sehr Positives und manchmal auch Tröstliches. Der Kontakt mit der Natur kann unmittelbar sein, indem man einen Baum oder eine Blume anschaut oder ein Tier streichelt, oder auch indirekt, indem man sich das Bild eines Bergs, einer Wiese, einer Katze oder Ähnlichem ansieht. Diese Bilder können auch eigene Fotos von Lieblingsmotiven aus der Natur sein, die man mit dem Handy oder Fotoapparat aufgenommen hat.

Dankbarkeit kultivieren

Das subjektiv empfundene Verhältnis von Geben und Bekommen, kann sich auch dadurch verändern, dass sich Therapeuten immer wieder klarmachen, wofür sie dankbar sind. Um das nicht zu vergessen, kann ein Büchlein angeschafft werden, in das man alles schreibt, wofür man dankbar ist. Das können ganz fundamentale

Gesichtspunkte sein wie das Leben in einem demokratischen Land oder die Tatsache, dass jeden Tag etwas zu essen und zu trinken vorhanden ist sowie eine wetterfeste Wohnung. Dankbar kann man aber auch sein, dass man in dem Beruf arbeiten kann, den man sich ausgesucht hat. Vielleicht ist man einzelnen Menschen sehr dankbar, die einem vertraut, oder die eine große Unterstützung sind. In dem Bewusstsein, dass vieles nicht selbstverständlich ist, wird das Gefühl, viel zu bekommen, fast automatisch größer. Im Alltag vergisst man leicht, wofür man dankbar sein kann. Eine gute Gelegenheit, sich mit Dankbarkeit zu beschäftigen, sind Wartesituationen. Statt sich aufzuregen, dass man auf bei einer Behörde warten muss, kann man die Zeit nutzen, um darüber nachzudenken, wofür man dankbar ist.

Kraftquellen kennen und nutzen

Als Therapeut zu arbeiten, kostet Kraft, gibt aber auch Kraft. Wichtig ist, dass keine dauerhafte Dysbalance von Kraft spenden und Kraft tanken entsteht. Dazu ist es wichtig, zu wissen, welche Kraftquellen es außerhalb der Arbeit noch gibt. Sicher sind da nahestehende Menschen zu nennen, aber auch Interessen wie Sport, Musik, Kochen, Reisen, Lesen, Tiere, Handwerken, Kultur und und und ... Entscheidend ist, dass diese Quellen auch regelmäßig angezapft werden. Einmal im Jahr in die Oper zu gehen oder sporadisch zum Yoga, reicht vermutlich nicht aus, um genug Kraft schöpfen zu können. Wie wäre es, Silvester oder den eigenen Geburtstag zu nutzen, um sich zu überlegen, auf was man im nächsten (Lebens-)Jahr besondere Lust hat, und von dem man annimmt, dass es Kraft geben wird: ein Salsakurs? Eine Reise nach Island? Eine Männerkochgruppe? Gesangsstunden? Ein Meditationswochenende? Eine Spielerunde? ... Die Zeit, in der Kraft geschöpft wird, sollte als „heilige Zeit“ bewertet werden, die eine hohe Priorität hat.

Das Bedürfnis nach Trost und Unterstützung in die Supervision einbringen

In den Supervisionen wird meist über Patienten gesprochen, welche Diagnose sie haben, was man weiter mit ihnen tun soll etc. Zu kurz kommt dabei oft die Person des Therapeuten. Dem kann man nur entgegenwirken, wenn man seine Bedürfnisse mit in die Supervision einbringt. Es ist also auch legitim, wenn man sagt: „Mich nimmt das Schicksal von Herrn U. unglaublich mit. Das tut mir alles so leid, was dieser eine Mensch erdulden muss. Es fällt mir schwer, immer wieder Kraft aufzubringen, ihn zu trösten und ihm Zuversicht zu vermitteln. Ich glaube, heute brauche ich von euch mal Trost und Unterstützung, nicht für den Patienten, sondern nur für mich.“

Manchmal öffnen sich dann auch andere Therapeuten mit ihrem Bedürfnis nach persönlicher Unterstützung. Dann besteht die Chance, nicht nur allgemein zu berichten, wie anstrengend der Beruf sein kann, sondern auch, welche Gefühle er auslöst und wie man damit umgehen kann.

Zum Schluss

Wenn Sie möchten,
dass andere glücklich sind,
üben Sie Mitgefühl.
Wenn Sie möchten,
dass Sie selbst glücklich sind,
üben Sie Mitgefühl.
(Dalai Lama)

Weiterführende Literatur

Bärsch, T. & Rohde, M. (2013). *Kommunikative Deeskalation. Praxisleitfaden zum Umgang mit aggressiven Personen im privaten und beruflichen Bereich.* Norderstedt: Books on Demand.

Brentrup, M. (2002). Selbstsorge und Self-Care. Über den Zusammenhang zwischen Helfen, Gesundheit und Wirksamkeit von PsychotherapeutInnen. *Systhema, 16* (1), 50–64.

Dormann, W. (2016). *Suizid. Therapeutische Interventionen bei Selbsttötungsabsichten* (Leben Lernen, Bd. 74, 8., aktualis. Aufl.). Stuttgart: Klett-Cotta.

Eifert, G. (2011). *Akzeptanz- und Commitment-Therapie (ACT)* (Fortschritte der Psychotherapie, Bd. 45). Göttingen: Hogrefe.

Heidenreich, T. & Michalak, J. (2004). *Achtsamkeit und Akzeptanz in der Psychotherapie.* Tübingen: dgvt-Verlag.

Hoffmann, N. & Hofmann, B. (2012). *Selbstfürsorge für Therapeuten und Berater* (2. Aufl.). Weinheim: Beltz PVU.

Kabat-Zinn, J. (2007). *Achtsamkeit und Meditation im täglichen Leben.* (Buch mit 2 CDs). Freiburg i. Br.: Arbor Verlag.

Lammers, C. (2011). *Emotionsbezogene Psychotherapie. Grundlagen, Strategien und Techniken* (2., überarb. Aufl.). Stuttgart: Schattauer.

Lohmann, B. & Annies, S. (2016). *Achtsamkeit in der Verhaltenstherapie: störungsspezifische Interventionen und praktische Übungen* (2. Aufl.). Stuttgart: Schattauer.

Maercker, A. (2013). *Posttraumatischen Belastungsstörungen* (4. Aufl.). Berlin: Springer. http://doi.org/10.1007/978-3-642-35068-9

Ott, U. (2010). *Meditation für Skeptiker. Ein Neurowissenschaftler erklärt den Weg zum Selbst.* München: O.W. Barth.

Potreck-Rose, F. & Jacob, G. (2015). *Selbstzuwendung, Selbstakzeptanz, Selbstvertrauen* (9. Aufl.). Stuttgart: Klett-Cotta.

Singer, W. & Ricard, M. (2008). *Hirnforschung und Meditation. Ein Dialog.* Frankfurt/Main: Suhrkamp Verlag.

Trökers, A. (2015). *Yoga. Mehr Energie und Ruhe* (mit CD). München: Gräfe und Unzer Verlag.

Wells, A. (2008). *Metacognitive Therapy for anxiety and depression.* New York: Guilford Press.

Wells, A. (2000). *Emotional disorders and metacognition: Innovative cognitive therapy.* Chichester, UK: Wiley.

Wengenroth, M. (2008). *Das Leben annehmen. So hilft die Akzeptanz- und Commitmenttherapie (ACT).* Bern: Huber.

Wilker, J. (2010). *Das Einmaleins der Achtsamkeit. Vom täglichen Umgang mit alltäglichen Gefühlen* (Neuauflage). Bielefeld: Theseus Verlag.

Literatur

Bohus, M. & Wolf, M. (2013). *Interaktives Therapieprogramm für Borderline-Patienten. Das Therapeutenmanual* (2. Aufl.). Stuttgart: Schattauer.

Caspar, F. (2007). *Beziehungen und Probleme verstehen: Eine psychotherapeutische Einführung in die Plananalyse* (3., vollst. überarb. Aufl.). Bern: Huber.

Dolan, Y. (1991). *Resolving sexual abuse. Solution focused therapy and Ericksonian hypnosis for adult survivors.* New York: W.W. Norton & Company.

Figley, C.R. (Ed.). (1995). *Compassion fatique. Coping with secondary traumatic stress disorder in those who treat the traumatized.* New York: Taylor & Francis Group, LLC.

Freud, S. (2000). Die endliche und die unendliche Analyse. In A. Mitscherlich, A. Richards, J. Strachey & I. Grubrich Simitis (Hrsg.), *Studienausgabe. Ergänzungsband: Schriften zur Behandlungstechnik* (S. 351–392). Frankfurt/Main: Fischer. (Original erschienen 1937)

Germer, C. & Neff, K. (2011). *Der achtsame Weg zur Selbstliebe: Wie man sich von destruktiven Gedanken und Gefühlen befreit* (2., überarb. Aufl.). Freiburg i. Br.: Arbor Verlag.

Gilbert, P. & Procter, S. (2006). Compassionate mind training for people with high shame and self-criticism: A pilot study of a group therapy approach. *Clinical Psychology and Psychotherapy, 13,* 353–379. http://doi.org/10.1002/cpp.507

Gilbert, P. (2009). Introducing to compassion focused therapy. *Advances in Psychiatric Treatment, 15,* 199–208. http://doi.org/10.1192/apt.bp.107.005264

Lammers, C.-H. & Stiglmayr, C. (2006). Achtsamkeit und Akzeptanz in der Dialektisch-Behavioralen Therapie der Borderline-Persönlichkeitsstörung. In T. Heidenreich & J. Michalak (Hrsg.), *Achtsamkeit und Akzeptanz in der Psychotherapie.* Tübingen: dgvt-Verlag.

Neff, K. & Kauschke, M. (2014). *Selbstmitgefühl. Schritt für Schritt.* Freiburg i. Br.: Arbor Verlag.

Pennebaker, J. (2009). *Heilung durch Schreiben.* Bern: Huber.

Reimer, C., Jurkat, H.B., Vetter, A. & Raskin, K. (2005). Lebensqualität von ärztlichen und psychologischen Psychotherapeuten. *Psychotherapeut, 50,* 107–114. http://doi.org/10.1007/s00278-005-0411-8

Vangermain, D. & Brauchle, G. (2013). Arm, aber glücklich? Einkommenssituation und Berufszufriedenheit freiberuflich tätiger Psychotherapeuten in Deutschland. *Psychotherapeut, 58,* 276–284. http://doi.org/10.1007/s00278-012-0945-5

Willutzki, U., Ambühl, H., Cierpka, M., Meyerberg, J. & Orlinsky, D. (1997). Zufrieden oder ausgebrannt: Die berufliche Moral von Psychotherapeutinnen und Psychotherapeuten. In P.L. Janssen, M. Cierpka & P. Buchheim (Hrsg.), *Psychotherapie als Beruf* (S. 207–222). Göttingen: Vandenhoek & Ruprecht.

Sachregister

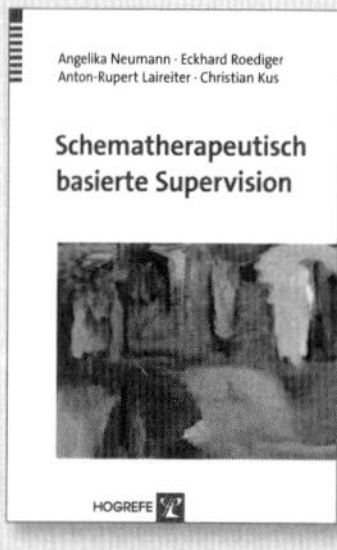

Angelika Neumann / Eckhard Roediger / Anton-Rupert Laireiter / Christian Kus

Schematherapeutisch basierte Supervision

2013, 114 Seiten,
€ 24,95 / CHF 35.50
ISBN 978-3-8017-2496-2
Auch als eBook erhältlich

Das Buch stellt ein schematherapeutisch basiertes Supervisionskonzept vor und integriert dabei neuere Entwicklungen der Verhaltenstherapie in der Aus- und Fortbildung.

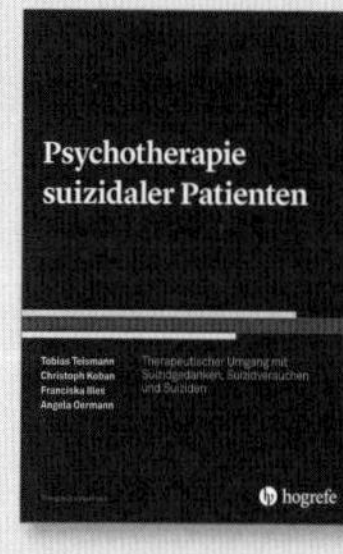

Tobias Teismann / Christoph Koban / Franciska Illes / Angela Oermann

Psychotherapie suizidaler Patienten

Therapeutischer Umgang mit Suizidgedanken, Suizidversuchen und Suiziden

(Reihe: „Therapeutische Praxis"). 2016, 206 Seiten, Großformat, € 39,95 / CHF 48.50
ISBN 978-3-8017-2584-6
Auch als eBook erhältlich

Das Buch informiert über Methoden der Risikoabschätzung, Krisenintervention und Psychotherapie bei suizidalen Erwachsenen, Kindern, Jugendlichen und alten Menschen.

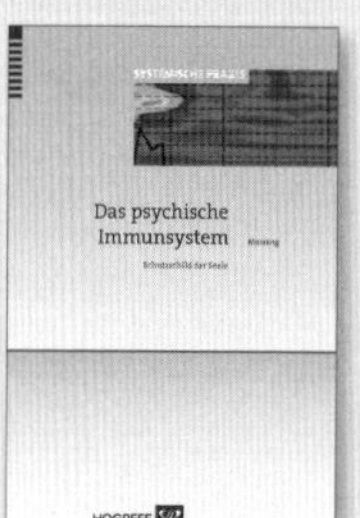

Hans Menning

Das psychische Immunsystem

Schutzschild der Seele

(Reihe: „Systemische Praxis", Band 4)
2015, 128 Seiten, € 24,95 / CHF 35.50
ISBN 978-3-8017-2495-5
Auch als eBook erhältlich

Die Widerstandskraft des psychischen Immunsystems bestimmt, wie gut wir gegen Traumata geschützt sind. Das Buch beschreibt, welche Faktoren eine Rolle spielen und wie das psychische Immunsystem gestärkt werden kann.

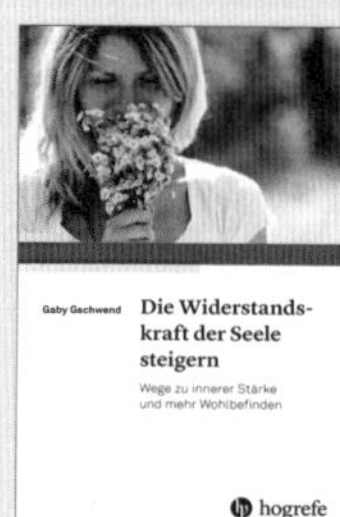

Gaby Gschwend

Die Widerstandskraft der Seele steigern

Wege zu innerer Stärke und mehr Wohlbefinden

2017, 107 Seiten, Kleinformat,
€ 14,95 / CHF 19.90
ISBN 978-3-8017-2768-0
Auch als eBook erhältlich

Das Buch zeigt anhand zahlreicher Beispiele und Übungen Wege auf, wie die inneren Widerstandskräfte gestärkt werden können.

www.hogrefe.com

hogrefe